Beiträge zur
Verhaltensmedizin

herausgegeben von
Martin Hautzinger
Gerd Kobal

Band 2

Roland Straub

Bandscheibenerkrankungen

Zum Einfluß von Motivation, Emotion,
Handeln und Schmerzerleben auf den
Verlauf lumbaler Bandscheibenerkrankungen

S. Roderer Verlag, Regensburg 1990

Cip-Titelaufnahme der Deutschen Bibliothek

Straub, Roland:
Bandscheibenerkrankungen : zum Einfluss von Motivation, Emotion, Handeln und Schmerzerleben auf den Verlauf lumbaler Bandscheibenerkrankungen / Roland Straub. - Regensburg : Roderer, 1990
  (Beiträge zur Verhaltensmedizin ; 2)
  ISBN 3-89073-483-9
NE: GT

© Alle Rechte, insbesondere das Recht der Vervielfältigung und Verbreitung sowie der Übersetzung vorbehalten. Kein Teil des Werkes darf in irgendeiner Form (durch Fotokopie, Mikrofilm oder ein anderes Verfahren) ohne schriftliche Genehmigung des Verlages reproduziert oder unter Verwendung elektronischer Systeme verarbeitet werden.

1990, S. Roderer Verlag, Regensburg

Inhaltsverzeichnis:

Vorwort

I. THEORETISCHER TEIL

1. <u>Einführung in die Fragestellung</u> 1

1.1 Zur Definition und Häufigkeit von "Kreuzschmerzen" - Rückenschmerzen - Bandscheibenerkrankungen 1

1.2 Zur Geschichte bandscheibenbedingter Erkrankungen 6

1.3 Lumbale Bandscheibenerkrankungen 8
1.3.1 Psychologische Begleitforschung bei lumbalen Bandscheibenerkrankungen 9
1.3.1.1 Die besondere Stellung der "Low Back Pain" Patienten als Subgruppe "psychisch auffälliger" chronischer Schmerzpatienten 12
1.3.1.2 Welche Rolle spielen bei den aus medizinisch-chirurgischer Sicht "unproblematischen" Bandscheibenpatienten psychische Faktoren bei der Entwicklung des Bandscheibenleidens? 14

2. **Abriß der wesentlichen psychologisch orientierten Ansätze zur Rückenschmerzforschung bei Bandscheibenleiden** 18

2.1 Tiefenpsychologische Ansätze 19
2.1.1 Wie wird in diesen Ansätzen die Entwicklung eines Bandscheibenleidens mit und ohne chronifizierendes Schmerzgeschehen erklärt? 24
2.1.2 Abschließende Wertung 26

2.2	Die Sonderstellung von chronischem Schmerz und Depression im Zusammenhang mit "Low Back Pain"	29
2.2.1	Ist chronifizierender Rückenschmerz Ausdruck einer larvierten/maskierten Depression?	33
2.3	Abschließende Wertung zu chronischem Rückenschmerz und Depression	35
2.4	Lern- und kognitionstheoretisch fundierte Ansätze	36
2.4.1	Wie wird in diesen Ansätzen die Entwicklung eines Bandscheibenleidens mit und ohne chronifizierendes Schmerzgeschehen erklärt?	39
2.5	Die "Gate-Control"-Theorie als Beginn einer bio-psycho-sozialen Betrachtungsweise der Entwicklung chronischen Schmerzgeschehens	40
2.6	Das Diathesis-Streß Modell als integrativer verhaltensmedizinischer Erklärungsansatz zum chronifizierenden Rückenschmerz	43
2.7	Abschließende Wertung lerntheoretisch fundierter und verhaltensmedizinischer Ansätze	44
2.8	Zusammenfassende Überlegungen zu den gegenwärtigen Schwerpunkten der psychologischen Ansätze zu chronischem Rückenschmerz und Bandscheibenleiden	46
3.	<u>Welche körperlichen, psychischen und sozialen Bedingungsfaktoren erhöhen das Risiko eines lumbalen Bandscheibenleidens?</u>	52
3.1	Anatomische und physiologische Bedingungsfaktoren -	52
3.1.1	Anatomie	53
3.1.2	Biochemie	53
3.1.3	Biomechanik	54

3.1.4	Innervation der Rückenmuskulatur	55
3.1.5	Abnutzung und Veränderungen in verschiedenen Lebensaltern	55
3.1.6	Zusammenfassende Überlegungen zur Auswirkung von physikalischen und psychophysischen Überlastungen auf den Bandscheibenstoffwechsel	57
3.2	Läßt sich aus psychophysiologischen Konzepten zur Verhaltenshemmung/aktivierung ein dispositioneller Bedingungsfaktor der Muskelverspannung bei Bandscheibenleiden ableiten?	59
3.2.1	Das neuropsychologische Persönlichkeitsmodell Gray's	59
3.2.2	Die elektrodermale Aktivität als Maß der Verhaltenshemmung	60
3.3	Welche differentiell-psychologischen Bedingungsfaktoren erhöhen das Risiko eines Bandscheibenleidens?	64
3.3.1	Definition und Beschreibung von Persönlichkeit im Rahmen der differentiellen Psychologie	64
3.3.2	Persönlichkeitsmerkmale bei Patienten mit Bandscheibenleiden mit und ohne chronifizierendes Schmerzgeschehen	66
3.3.2.1	Persönlichkeitsmerkmale in psychoanalytisch fundierten Modellen zu Rückenschmerz und Bandscheibenleiden	67
3.3.2.2.	Persönlichkeitsmerkmale in verhaltens- und kognitionstheoretischen Ansätzen	74
3.4	Wahrnehmungspsychologische Forschung und Überlegungen zu Muskelverspannung und Bandscheibenleiden	79
3.5.	Überlegungen zum Zusammenwirken der Systeme Emotion Motivation und Motorik im Zusammenhang mit Anforderung/Überforderung	83
3.5.1.	Kein Gefühl ohne Bewegung und Regung - Aspekte der Affektsozialisierung	84

3.5.2	Welche Affektsozialisierung kann bei Personen mit Bandscheibenleiden vermutet werden?	84
3.5.3	Führen Unterschiede in den internalisierten Standards bei der Affektsozialisierung zu unterschiedlichen Selbstbewertungsprozessen bei Personen mit chronifizierendem und nicht-chronifizierendem Schmerz bei Bandscheibenleiden?	86
3.6	Der Handlungskontrollansatz Kuhl's als personnahes leistungsmotivationales Konzept zur Erklärung von Unterschieden bei Personen mit chronifizierendem und nicht-chronifizierendem Schmerz bei Bandscheibenleiden	88
3.6.1	Wie unterscheiden sich handlungs- von lageorientierten Personen bei Schmerz und Bandscheibenleiden?	93
3.7	Der Einfluß von Leistungsmotivation und Handlungskontrolle auf die Belastungsregulation	95

II. EXPERIMENTELLER TEIL

4.	**Fragestellung und Hypothesen**	102
4.1	Zusammenfassende Überlegungen zur Fragestellung	102
4.2	**Fragestellungen und Hypothesen** dieser Arbeit	105
4.2.1	Fragestellung 1	105
4.2.1.1	Hypothese 1	106
4.2.2	Fragestellung 2	106
4.2.2.1	Hypothese 2	108

4.2.3	Fragestellung 3	109
4.2.3.1	Hypothese 3	110

5. Methodik

5.1	Planung und Rahmen für die Untersuchung	111
5.2	Beschreibung der verwendeten Untersuchungsverfahren	112
5.2.1.	Motivationale und volitionale Ebene (Handlungskontrolle)	114
5.2.1.1	Der HAKEMP-Fragebogen zur Erfassung der Handlungskontrolle	114
5.2.2	Kognitiv-emotionale Ebene	115
5.2.2.1	Depressivität	115
5.2.2.2	Angst/Ängstlichkeit	116
5.2.3	Körperliche Beschwerden	116
5.2.4	Persönlichkeitsmerkmale	117
5.2.4.1	Das Freiburger-Persönlichkeits-Inventar (FPI-R)	117
5.2.5.	Psychophysiologische Ebene (Reaktivität)	118
5.2.5.1	Elektrodermale Aktivität (EDA)	118
5.2.5.2	Herzrate und Atmung	120
5.3	Durchführung der Untersuchung - Untersuchungsablauf	121
5.4	Charakterisierung der Untersuchungsstichproben	122
5.4.1	Diagnostische Eingrenzung bei den Patientinnen mit Bandscheibenleiden	122
5.4.2	Überlegungen und Gründe für die Auswahl von Frauen für die experimentelle Untersuchung	123
5.4.2.1	Vorgehen bei der Zuordnung zu den Gruppen chronifizierendes versus nicht-chronifizierendes Schmerzgeschehen bei akuter Bandscheibenerkrankung	124
5.4.2.2	Behandlungsart- und häufigkeit bei den beiden Gruppen mit Bandscheibenleiden	126

5.4.2.3	Ort und Art des akuten Bandscheibenleidens	128
5.4.2.4	Gesamt- und akute Schmerzdauer - Schmerzmittelabusus	129
5.4.2.5	Psychosomatische Störungen und Erkrankungen	131
5.4.2.6	Angaben über den Behandlungserfolg bei Entlassung	132
5.4.3	Auswahlkriterien und Überlegungen zur Parallelisierung mit einer Kontrollgruppe Gesunder und einer Gruppe stationär depressiver Patientinnen	134
5.4.3.1	Beschreibung der Stichproben gesunder Kontrollen und Auswahlkriterien	135
5.4.3.2	Beschreibung der Stichprobe depressiver Patientinnen und Auswahlkriterien	136
5.5.	Untersuchungsdesign	137
5.5.1	Soziodemographische Daten	138
5.6	Verwendete statistische Verfahren	141

6. Ergebnisse

6.1	Zum Unterschied der motivationalen Dysregulation bei Personen mit und ohne chronifizierendes Schmerzgeschehen und akuter Bandscheibenerkrankung	143
6.2	Psychophysische Personmerkmale bei Personen mit akuter Bandscheibenerkrankung ohne chronifizierendes Schmerzgeschehen im Vergleich zu gesunden Personen	146
6.3	Vergleich von Patientinnen mit akuter Bandscheibenerkrankung und chronifizierendem Schmerzgeschehen mit neurotisch depressiven Patientinnen	158

7.	Diskussion	
7.1	Diskussion der Ergebnisse zu den einzelnen Fragestellungen	169
7.1.1	Zur differentiell unterscheidbaren motivationalen Dysregulation bei Patientinnen mit verspannungsbedingter akuter Bandscheibenerkrankung	169
7.1.2	Differentiell-psychologische Unterschiede bei Bandscheibenpatientinnen ohne chronifizierende Schmerzen	173
7.1.3	Charakteristika von Patientinnen mit Bandscheibenleiden und chronifizierendem Schmerzgeschehen im Vergleich zu neurotisch depressiven Patientinnen	184
7.2	Allgemeine Diskussion	191
7.2.1	Kritische Überlegungen zur Methodik	200
7.3	Folgerungen für diagnostisch-therapeutische und präventive Maßnahmen	203
7.4	Ausblick	208
8.	Zusammenfassung	210
9.	Literaturverzeichnis	213
	Anhang	225

VORWORT

Gemessen an der Gesamtzahl aller Bandscheibenerkrankungen wird der Anteil der Menschen, die trotz operativer oder konservativer Behandlung chronifizierende Rückenschmerzen entwickeln auf fünf bis 20 Prozent geschätzt. Diesen Menschen gilt bislang das besondere Interesse der psychologischen Forschung und Therapie. Ob und wie Muskelverspannungen bei den "erfolgreich" Behandelten zur Degeneration des Bandscheibengefüges mit beigetragen haben, und welche Rolle dabei psychologische Faktoren spielen, ist wenig untersucht.

Diese Einseitigkeit läßt sich mit der im wissenschaftlichen Denken der Medizin noch vielfach vorherrschenden Trennung von Psyche und Soma erklären. Die Psychologie wird erst bei deutlichen psychischen und sozialen Problemen hinzugezogen, hinter denen "neurotische Fehlhaltungen" vermutet werden. Diese werden dann als Ursache muskulärer Verspannungen angesehen. Mit diesem ursächlichen Prinzip läßt sich allerdings schwer erklären, weshalb myogen bedingte Degenerationen der Wirbelsäule so häufig sind, und dies gerade auch bei Menschen, die erfolgreich im Leben stehen.

Emotion (e lateinisch hinaus, movere bewegen) und Motivation (Beweggrund) gelten zwar seit der Gate-Control-Theorie als wesentliche psychologische Bedingungsfaktoren, wurden bislang jedoch überwiegend im Kontext depressiver Verstimmungen und chronischem Rückenschmerz betrachtet. Die Wortbedeutung der Begriffe macht den Bezug zur Bewegungsdynamik allerdings ohne negativ-emotionale Tönung deutlich. Es erscheint mir sinnvoll diese im Kontext gesellschaftlich negativ und positiv gewerteter Personmerkmale zu betrachten. Wie sich dabei dysfunktionale Verspannungsmuster entwickeln können und welche Rolle dabei die bewußte propriozeptive Wahrnehmung spielt, soll an einem motivational fundierten Gesamtmodell verdeutlicht werden.

Mein Dank gilt Herrn Professor Dr. Walter Fröscher als Leiter der neurologischen Abteilung, sowie PD Dr. Manfred Wolfersdorf als Leiter des Bereichs Depression und allen dort tätigen Ärzten, die durch aktive Unterstützung und Aufgeschlossenheit die Durchführung der Untersuchungen ermöglichten, nicht zu vergessen die vielen Frauen, die trotz akuter Erkrankung an der Untersuchung teilnahmen. PD Dr. Manfred Wolfersdorf als Freund sei gedankt für die kritische Durchsicht der Arbeit. Den Mitarbeitern der Arbeitsgruppe klinische Psychophysiologie danke ich für die Unterstützung bei der Durchführung der psychophysiologischen Untersuchungen und der Aufbereitung der Daten, allen voran Doris Herforth. PD Dr. Harald Traue hat mich in schwierigen Phasen der Arbeit stets ermutigt.

Eine solche Untersuchung in einer psychiatrischen Klinik durchzuführen, deren Mitarbeiter primär mit akuten Versorgungsproblemen befaßt sind, ist nur denkbar vor dem Hintergrund einer langjährig entwickelten Forschungsstruktur und einer Aufgeschlossenheit des Gesamthauses gegenüber Forschung. Dies bedarf der ständigen ideellen und materiellen Unterstützung. Die langjährige finanzielle Unterstützung durch die Deutsche Forschungsgemeinschaft im Rahmen des SFB 129 der Universität Ulm hat den Aufbau einer solchen Struktur ermöglicht. Allen voran hat Herr Professor Dr. Günter Hole dann durchgesetzt, daß diese Struktur in Form der Arbeitsgruppe Klinische Psychophysiologie erhalten blieb. Dies ermöglichte mir die Weiterführung und den Abschluß der bereits begonnen Arbeit. Dafür und für die stete Ermutigung und die Betreuung der Arbeit möchte ich ihm ganz besonders danken.

Weissenau im August 1990   R.S.

1. THEORETISCHER TEIL

1. Einführung in die Fragestellung

1.1 Zur Definition und Häufigkeit von "Kreuzschmerzen" - Rückenschmerzen - Bandscheibenerkrankungen

Als "Kreuz" bezeichnet man jenen Abschnitt des Rückens, der sich in Höhe des Kreuzbeins befindet. Die in dieser Region spürbaren "Kreuzschmerzen" gehören zu den häufigsten Beschwerden, wegen derer Hausärzte aufgesucht werden (Haehn 1986). Fast zwei Drittel aller festgestellten Bandscheibenerkrankungen betreffen dabei den Lendenwirbelbereich (Krämer 1986). Längst nicht alle Menschen mit Hexenschuß oder Kreuzschmerzen gehen deshalb gleich zum Arzt. Der Anteil der an "Lumbalsyndromen" leidenden Menschen in der Gesamtbevölkerung dürfte relativ hoch sein. Bei 10% bis 25% dieser Menschen mit Bandscheibenleiden kommt eine chronifizierende Schmerzproblematik hinzu, deren Ursache nicht "organischer Natur" ist (Flor 1987, Hasenbring und Ahrens 1987).

Liegen "Kreuzschmerzen" vor, so ist grundsätzlich zunächst eine sorgfältige Differentialdiagnostik erforderlich, da gynäkologische, urologische oder internistische Erkrankungen sowie entzündliche Prozesse ausgeschlossen werden müssen (Reichelt, 1988). Der Anteil der Patienten, bei denen solche sekundären Kreuzschmerzen eingegrenzt werden, zusammengenommen mit denjenigen, bei denen andere Schmerzursachen und Erkrankungen festgestellt werden, die wir in dieser Arbeit nicht behandeln wollen (wie z.B. Skoliosen, entzündliche Prozesse an der Lendenwirbelsäule, Erkrankungen durch Knochenstoffwechselstörungen oder traumatisch bedingte Veränderungen z.B durch einen Unfall), ist vergleichsweise gering, gemessen an der Gesamtzahl der Patienten die über primäre "Kreuzschmerzen" klagen.

Überwiegend lassen sich bei solchen primären "Kreuzschmerzen" deutliche Muskelverspannungen feststellen, meist im Zusammenhang mit degenerativen Veränderungen an den Wirbelkörpern oder am Bandscheibengewebe selbst. Relativ häufig treten zusätzlich auch neurologische Symptome durch Wurzelkompression auf.

Bei einem Viertel bis Drittel dieser Gruppe mit primären "Kreuzschmerzen" erfolgt die Diagnose funktionelle oder auch psychogen bedingte Rückenbeschwerden. Dies wird häufig als Verlegenheitsdiagnose zugeordnet und nicht weiter hinterfragt, wenn außer Muskelverspannungen keine pathologisch-anatomischen, degenerativen Veränderungen erkennbar sind, welche die Schmerzen erklären könnten.

Bei Personen mit der Diagnose funktionell oder psychogen bedingte Schmerzen werden diese Beschwerden meist im Rahmen weiterer Körperbeschwerden gesehen und erst dann weiter hinterfragt, wenn weitere organische Beschwerden geäußert werden oder wenn ernsthafte psychosoziale Krisen vorliegen und die Patienten dabei psychisch dekompensieren oder erhebliche psychosomatische Störungen oder Erkrankungen entwickeln.

Primäre "Kreuzschmerzen", egal ob eine organische oder funktionelle Basis angenommen wird, werden meist in gleicher Weise den chronischen Wirbelsäulensyndromen zugeordnet. Bei diesen handelt es sich nach einer allgemeinen Definition (Hettenkofer 1984) um "nichtentzündliche Affektionen der Wirbelsäule und der umgebenden Muskulatur, die meist auf degenerative Prozesse an den Wirbeln und Bandscheiben oder auf pathologische Veränderungen an den Muskeln oder dem Bindegewebe zurückgeführt werden".

Eine klare Abgrenzung zwischen funktionell und organisch läßt sich schwer treffen, da degenerative Veränderung der Wirbelkörper und der Bandscheibe sich altersbedingt bei der Mehrzahl der Bevölkerung feststellen lassen, ohne daß dies immer mit einem Schmerzgeschehen einhergeht. Sowohl die Bandscheibe als auch die Wirbelkörper unterliegen einem altersbedingten Um- und Abbau. Nach Hult (1954) haben beispielsweise bereits 70% der 50-60 jährigen deutliche degenerative Veränderungen an der Wirbelsäule ohne deshalb an chronischen Schmerzen zu leiden.

Häufig findet sich auch in der Klinik eine erstaunliche Diskrepanz zwischen den pathologisch-anatomischen und röntgenologisch eingrenzbaren degenerativen Veränderungen und den geäußerten Beschwerden. Rückenschmerzen lassen sich also überwiegend nicht eindeutig an einem organischen Substrat festmachen.

Nicht unerhebliche volkswirtschaftliche Kosten entstehen durch diese bandscheibenbedingten Erkrankungen, da gerade Männer und Frauen zwischen ihrem 30. und 50. Lebensjahr besonders betroffen sind, also auf der Höhe ihrer Schaffenskraft. Dabei ist erwiesen, daß nicht körperliche Schwerarbeit, sondern auch Sitzen und Bewegungsarmut zu Wirbelsäulenbeschwerden führen, also z.B. auch neuerdings viele Bildschirmarbeiter betroffen sind. Die Kostenträger gehen davon aus, daß ca. jede fünfte Krankschreibung wegen Wirbelsäulenschäden erfolgt und sogar jeder zweite vorzeitig gestellte Rentenantrag (nach Krämer 1986, S. 12).

Aus neurochirurgischer und orthopädischer Sicht wird trotz der offensichtlichen Diskrepanz zwischen feststellbaren Abbauprozessen und geäußerten Beschwerden bis heute überwiegend davon ausgegangen, daß vor allem degenerative Prozesse für chronische Rückenschmerzen verantwortlich seien (z.B. Grumme und Kolodziejczyk, 1983) und psychische

Auffälligkeiten als Folge der Bandscheibenerkrankung zu sehen seien und nicht umgekehrt (Kügelgen 1985), wesentliche Gründe lägen dabei in der vererbten Qualität des Bandscheibenmaterials (Krämer 1988, S. 70).

Demgegenüber zeigen die zahlreichen neueren empirischen und experimentellen Studien daß sich weder degenerative, noch strukturelle, traumatische oder muskuläre Faktoren eindeutig als Hauptursache für ein chronifizierendes Schmerzgeschehen ermitteln lassen (Nachemson 1982, Turk und Flor 1984). Die in den letzten Jahren umfangreichen Forschungsarbeiten zu diesem Problem, insbesondere zur Gruppe der sogenannten "Low-Back-Pain-Patienten" (dieser Begriff hat sich bei uns durchgesetzt, fälschlicherweise zur Bezeichnung von Personen mit chronifizierendem Schmerzgeschehen im unteren Rücken) belegen überzeugend, daß psychische und soziale Faktoren im Rahmen von Streß eine bedeutsame Rolle spielen bei der Entwicklung eines chronifizierenden Schmerzgeschehens (Flor 1987; Turner, Clancy und Vitaliano, 1987).

Hinweise auf einen wechselseitigen psychophysischen Prozess von längeranhaltendem psychischem Streß und negativen Auswirkungen auf den Stoffwechsel der Bandscheibe und das gesamte Bandscheibengefüge, finden sich verschiedentlich. Sogar auf bislang nicht für möglich gehaltene "auto-reparative Vorgänge" bei vorliegendem Bandscheibenvorfall wird neuerdings hingewiesen (Schultz, Köhler, Kütemeyer und Stäbler-Lehr 1988). Systematische Längsschnittuntersuchungen zu diesen interessanten Überlegungen fehlen bislang.

Die in der Schulmedizin zum Teil noch als anlagebedingt oder vererbt beschriebenen Risikofaktoren, die am häufigsten genannt werden, sind gehäuftes Auftreten von Bandscheibenschäden in der Familie, Wirbelsäulenverkrümmungen, niedrige Schmerzschwelle, Neigung zu muskulären Verspannungen und psychischen Fehlhaltungen (Krämer 1986, S. 46) Insbesondere die drei letztgenannten Faktoren sind jedoch, wie man in der psychologischen Rückenschmerzforschung bereits gut belegen konnte, durch psychophysische Wechselprozesse in Auseinandersetzung mit der gegebenen Situation wesentlich mitbestimmt. Die Gewichtung liegt jedoch im Verständnis vieler mit Rückenproblemen betroffener oder befaßter Menschen noch darauf, daß hereditäre Risikofaktoren angenommen werden, die "schicksalhaft" ertragen werden müßen.

Neuere Forschung in der Psychologie und Verhaltensmedizin hebt demgegenüber hervor, daß mit präventiven und therapeutischen Möglichkeiten gerade diese Faktoren günstig zu beeinflussen sind. Damit werden erstmals Möglichkeiten aufgezeigt, wie man dem Problem des chronischen Schmerzgeschehens bei Bandscheibenleiden wirksam entgegenarbeiten kann.

Aus diesem kurzen Abriß wird deutlich, daß Patienten mit Rückenschmerzen, die überwiegend den Hausarzt und erst in zweiter Linie Orthopäden, Neurochirurgen und Neurologen aufsuchen, diese vor Probleme stellen, auf die sie im Rahmen ihrer Fachausbildung bislang nicht vorbereitet werden. Alleinige organmedizinische Maßnahmen erscheinen zunehmend unzufriedenstellend. Es wird außerdem deutlich daß ein interdisziplinäres Vorgehen, wie dies etwa von der Verhaltensmedizin angestrebt wird, neue Sichtweisen und Perspektiven eröffnet für die Behandlung chronischer Schmerzen bei Bandscheibenleiden. Ein solches Vorgehen sollte sowohl biologische als auch psychische und soziale Faktoren bei der Entstehung und Aufrechterhaltung von Erkrankungen in ihrem Wechselprozess berücksichtigen. Erst die weitere Entwicklung solcher integrativen Ansätze wird verbesserte diagnostisch-therapeutische Möglichkeiten und präventive Maßnahmen ermöglichen.

1.2 Zur Geschichte bandscheibenbedingter Erkrankungen

Berichte zu Rückenschmerzen mit neurologischen Ausfällen liegen seit der Antike vor, wobei bei den ätiologischen Faktoren in der Antike von der Ansammlung krankhaft veränderter Säfte, schleimiger oder galliger Natur in der Hüftregion ausgegangen wird. Entsprechend der ganzheitlichen auf Hippokrates (460-370) und Galenus (129-199) zurückgehenden Heilkunde wurden Veränderungen in Säften galliger Natur Cholerikern und Melancholikern zugeordnet, so daß man daraus schließen könnte, daß damals durchaus schon ein differenziertes Wissen über die psychophysische Natur dieses Leidens vorlag. Als Konsequenz für die Therapie folgten daraus Aderlaß und Brechmittel.

Später in der frühen Neuzeit finden sich dann, vermutlich infolge der von Descartes (1596-1650) erneut bekräftigten dualistischen Auffassung von Leib und Seele als zweier grundverschiedener Einheiten nur noch Arbeiten zu den organischen Strukturen und Schädigungen. So etwa wurden eher ödematische Auftreibungen der Nervenscheiden und dann entzündliche Prozesse und Tumorbildungen in dieser Zeit dafür verantwortlich gemacht. Von Charcot wurde 1888 erstmals eine durch Prolapsischialgie aufgetretene Fehlhaltung berichtet. Zusammenhänge zwischen Bandscheibenschäden und Ischialgie wurden erstmals 1909 von Krause und Oppenheim berichtet (zitiert nach Krämer 1986). Der Pathologe Schmorl beschrieb dann bereits 1928 detailliert die Veränderungen und Schädigungen des Bandscheibengewebes (zitiert nach Weisser 1985).

Das Verständnis, daß pathologische Veränderungen der Zwischenwirbelscheibe mit den vielfältigen klinischen Erscheinungen von Rückenschmerz zu tun haben könnten, entwickelte sich erst ab ca. 1930. Eine erste zusammenfassende Darstellung stammt beispielsweise von Mauric (1933), der damit der bis dahin vertretenen Auffassung einer Tumorbildung im Wirbelkanal widersprach. Der Durchbruch kam dann in den USA mit ersten Operationen am Massachusets General Hospital in Boston, durchgeführt von Mixter und Barr (1934).

In Deutschland dauerte es bis in die fünfziger Jahre, bis sich der operative Eingriff bei einem Bandscheibenvorfall durchgesetzt hatte. Bedingt war dies nach Weisser (1985) einerseits durch das Festhalten an einer entzündlichen Genese der Nervenwurzeln aber auch der Erfahrung, daß mechanisch bedingte Wurzelirritationen sich konservativ häufig gut bessern ließen. Auch spielte eine regelrechte "Diskushysterie" der Neurochirurgen bei dieser Entwicklung eine Rolle bei der nicht wenige Mißerfolge zu beobachten waren.

Eine Rolle spielte sicherlich auch, daß sich erst in den fünfziger Jahren das Verständnis für funktionspathologische Zusammenhänge beim Lumbalsyndrom entwickelte. So etwa führte Junghans erst 1951 den Begriff "Bewegungssegment" ein (zitiert nach Krämer 1986, S. 5) Dieser Begriff beschreibt die funktionelle Einheit von Wirbeln, Zwischenwirbelabschnitten und den zugehörigen Muskeln und Bändern. Dadurch wurde erst die Grundlage für funktionell-dynamische Betrachtungsweisen geschaffen. Diese waren widerum Voraussetzung für neue Erkenntnisse auf dem Gebiet der Biomechanik und Biochemie der Bandscheibe.

Das Interesse an psychophysischen Zusammenhängen bei der Entwicklung von Bandscheibenerkrankungen nahm dann im Zusammenhang mit der Entwicklung der psychosomatischen Medizin wieder zu und insbesondere im Zusammenhang mit der Erforschung chronischer Schmerzsyndrome. Darauf soll noch gesondert eingegangen werden.

1.3 Lumbale Bandscheibenerkrankungen

Zur Bezeichnung von Störungen oder Schädigungen an der Bandscheibe hat sich noch kein einheitlicher Sprachgebrauch durchgesetzt. In dieser Arbeit wollen wir uns weitgehend an die von Krämer (1986) vorgeschlagenen Begriffe halten.

Demnach beschäftigen wir uns in dieser Arbeit mit einer Untergruppe bandscheibenbedingter (diskogener) Erkrankungen, dem lumbalen Bandscheibensyndrom (lumbar disc desease) ohne nachweisbaren entzündlichen Prozeß. Lumbale Bandscheibensyndrome sind definiert als "bandscheibenbedingte Beschwerden, die von der Lendenwirbelsäule ausgehen " (Krämer 1986, S. 8) bei nichtentzündlicher Genese. Dazu zählen auch Bandscheibendegenerationen und Verschleiß (Diskosen).

In der Untersuchungsgruppe überwiegt der Anteil der Patienten, der wegen eines Bandscheibenvorfalls (Prolaps) frisch operiert war (Diskotomie), und wegen neurologischer Probleme nachbehandelt wurde. Überwiegend lag dabei also gleichzeitig ein Wurzelreizsyndrom vor (Lumboischialgie). Ebenso häufig waren dabei degenerative Begleiterscheinungen an den Wirbelkörperflächen (Osteochondrose) feststellbar oder auch ausgeprägte knöcherne Randzacken an der Stelle, wo sich das vordere Längsband vom Wirbelkörper abhebt (Spondylose).

Mit Schmerzen verbundene Muskelverspannungen sind letztlich immer beteiligt an der Entwicklung von Bandscheibenproblemen, unabhängig davon ob morphologisch objektivierbare Befunde vorliegen oder nicht oder auch röntgenologisch feststellbare degenerative Wirbel- und Bandscheibenprozesse. Patienten mit nachweisbarer Bandscheibenerkrankung lassen sich deshalb als eingrenzbare Subgruppe aller

Personen mit Rückenschmerz betrachten, bei denen überwiegend objektivierbare strukturelle Schädigungen des Bandscheibengefüges bereits vorliegen, deren Genese durch längerdauernde Verspannungen mitbedingt sein könnte.

Es liegt also bei dieser Gruppe meist ein morphologisch oder röntgenologisch faßbares Kriterium vor, bezogen auf die geschädigte Struktur, Konsistenz und Volumenänderung der Bandscheibe. Meist ist dies eng verbunden mit degenerativen Prozessen an den Wirbelkörpern, Zwischenwirbelabschnitten, Bändern und Muskeln. Dies wirkt sich zudem auf den gesamten Bewegungs- und Funktionsablauf der Wirbelsäule aus.

1.3.1 Psychologische Begleitforschung bei lumbalen Bandscheibenerkrankungen

Durch die in den USA viel früher als in der BRD einsetzenden operativen Methoden bedingt, beschäftigte sich die psychologische Forschung dort schon in den fünfziger Jahren mit dem Problem der chronifizierten Rückenschmerzen, also mit den Patienten bei denen nach Operation kein erkennbarer organischer Befund mehr vorlag, die jedoch trotzdem weiterhin über Schmerzen klagten (z.B. Hanvick 1951).

Um solche "Problempatienten" eventuell schon vor einer Operationsentscheidung herausfinden zu können, wurde bevorzugt der tiefenpsychologisch fundierte MMPI-Fragebogen (Minnesota Multiphasic Personality Inventory) als geeignetes Screening-Instrument empfohlen (Oostdam und Duivenvoorden 1983). Dabei führen erhöhte Werte in den Skalen Hypochondrie, Hysterie und Depressivität, die häufig bezogen auf die Ausprägungen in diesen Skalen als "Konversions-V" bezeichnet und als "neurotische Trias" interpretiert werden, zur Zuordnung in die Risikogruppe der "Low-Back-Pain-Patienten", die eine Subgruppe chronischer Schmerzpatienten darstellen.

In neuerer Zeit wurde von Leavitt (1985) dieses bis dahin in Klinik und Forschung häufig eingesetzte Testverfahren problematisiert. Er machte dabei in einer experimentellen Untersuchung deutlich, daß es sich beim "Konversions-V" eher um ein methodisches Artefakt handle, das es nicht erlaube, Risikopatienten zuverläßig herauszufinden. Er verdeutlichte anhand einer Untersuchung, daß auch Patienten mit eingrenzbaren organisch bedingten Beschwerden erhöhte Werte aufweisen.

Dies führte zu erneuter Bemühung um ein geeignetes klinisch einsetzbares Screening-Verfahren, wobei bei "Low-Back-Pain-Patienten" nunmehr von einer "larvierten" Depression ausgegangen wird. Dem folgend schlägt z.B. Hasenbring und Ahrens (1987) den Depressionsfragebogen von Beck (Beck, Ward, Mendelson, Mock und Erbaugh 1961) als Screening-Verfahren vor. Dazu soll im weiteren noch Stellung genommen werden, da in dieser Arbeit diesen Überlegungen ein motivationstheoretischer Ansatz gegenübergestellt werden soll, der diesem klinisch-psychiatrischen, syndromorientierten Verfahren differentiell-psychologische Aspekte hinzufügt, die eine weitere Differenzierung ermöglichen sollen.

Neben diesen klinisch orientierten Arbeiten, entwickelte sich eine psychologische Grundlagenforschung, die letztlich durch neurophysiologische Arbeiten zum Schmerz angeregt wurde. Wesentliche Impulse zu einem breiteren Verständnis der psychischen Beteiligung bei der Schmerzverarbeitung und der Entwicklung chronifizierender Schmerzen gingen zunächst von der neurophysiologischen Gate-Control-Theorie von Melzack und Wall (1965) aus. Diese beschrieben

Schmerz als das Resultat einer komplexen Interaktion von sensorisch-diskriminativen, affektiv-motivationalen und kognitiv-evaluativen Systemen.

In der Folgezeit entwickelte sich eine umfangreiche "Pain" und insbesondere auch "Low-Back-Pain" Forschung. In dieser wurden sowohl inadäquate Streß- und Schmerzbewältigungsstrategien bei Patienten mit chronischen Rückenschmerzen festgestellt als auch Defizite in der sozialen Verstärkung. Ganz besonders wurden kognitive Faktoren für diese Defizite und die Defizite bei der Wahrnehmung und Interpretation von Schmerzreizen verantwortlich gemacht (ausführlich in Flor 1987).

Vielen dieser Ansätze gemeinsam ist, daß sie sich an den jeweils zu dieser Zeit gängigen Behandlungsmodellen orientierten und dabei die psychologische Seite der chronifizierenden Schmerzproblematik im Vordergrund stand, und nicht so sehr die Genese der Bandscheibendegeneration selbst. So läßt sich chronologisch feststellen, daß die Arbeiten zu Rückenschmerzen und Bandscheibenleiden zunächst eher tiefenpsychologisch, dann lerntheoretisch und verhaltenstherapeutisch orientiert sind, dann kognitionspsychologisch und attributionstheoretisch fundiert, aber auch familientherapeutisch und mit psychosozialem Schwerpunkt (siehe dazu Turk und Flor 1984). Die weitere Entwicklung dieser meist eher an den jeweils aktuellen Therapiemodellen orientierten Arbeiten führt dann hin zu integrativen Modellen.

Ätiologisch fundierte psychologische Grundlagenarbeiten, die sich mit der Schmerzwahrnehmung im Rücken auseinandersetzen und deren Modulation durch unterschiedliche Persönlichkeitsdispositionen, finden sich hingegen selten. Persönlichkeitsdispositionen werden - wie wir noch zeigen werden - am ehesten im Rahmen tiefenpsychologischer, am psychoanalytischen Krankheitsmodell orientierter Fallanalysen beschrieben (z.B. Fleck, 1975; Beck, 1975; Kütemeyer 1981; Kröber 1985).

Daß der Einfluß solcher Personmerkmale bislang wenig beforscht wurde, verwundert, da die Gate-Control-Theorie von Melzack und Wall (1965) neben kognitiv-evaluativen Systemen die Modulation auch durch psychophysische Faktoren der Erregungs-/Hemmungsmodulation und affektiv-motivationale Systeme bereits nahelegt.

Der Schwerpunkt der Forschung liegt bislang eher auf differenzierten therapeutischen Ansätzen, in denen besonders kognitiv-evaluative Systeme ausgearbeitet wurden. Die beteiligten affektiv-motivationalen Systeme bei Rückenschmerzpatienten werden dabei meist global im Zusammenhang mit depressiven Störungen erklärt und damit keiner weiteren differentiell-psychologischen Analyse bezüglich modulierender Personmerkmale unterzogen.

1.3.1.1 Die besondere Stellung der "Low-Back-Pain"-Patienten als Subgruppe "psychisch auffälliger" chronischer Schmerzpatienten

In Statistiken der Betriebskrankenkassen bezüglich der durchschnittlichen Erkrankungsfälle und der Erkrankungsdauer läßt sich zeigen, daß Erkrankungen des Skelettsystems (bei denen es sich in rund 50% um Schäden an der Wirbelsäule handelt) weit häufiger zu Arbeitsausfällen führen als etwa Herz-Kreislauf und Magen-Darmerkrankungen. (nach Hettinger 1989, S.533) Dabei sind Bandscheibenerkrankungen keineswegs auf Berufsgruppen beschränkt, bei denen besondere körperliche Belastungen durch Heben, Tragen und starke Vibrationen gegeben sind. So etwa ist der Anteil von Verwaltungsangestellten ebenso hoch, wie der im

Bauwesen (Hettinger 1989, S.534), und es darf bezweifelt werden, ob sich dies allein durch ungünstige Sitzmöbel erklären ließe oder gar dadurch, daß hier in besonderem Maße "Gewebsschwächlinge" beschäftigt seien (Hettinger 1989, S.536). Der Anteil an sogenannten "Therapieversagern", die dann in besonderem Maße diese Statistiken erhöhen, da sie ein chronifizierendes Schmerzgeschehen entwickeln, und nach operativer oder konservativer Behandlung keine Besserung zeigen, liegt bei bis zu 25 % (Hasenbring und Ahrens 1987).

Neben den zahlreichen in Frage kommenden somatischen Faktoren, wie z.B. der Bildung schmerzverursachender Narben nach Operation und der Analyse biomechanischer Kräfteeinwirkung auf die einzelnen Wirbel (Schumpe 1989) werden in zunehmendem Maße psychische und soziale Einflußfaktoren diskutiert, die sowohl zur Entwicklung eines Bandscheibenleidens mit beigetragen haben könnten als auch weiterhin zur Aufrechterhaltung des Schmerzgeschehens beitragen

Nicht zuletzt wegen der entstehenden hohen sozioökonomischen Folgekosten bei dieser Gruppe mit chronifizierendem Schmerzgeschehen, aber auch wegen der Therapieresistenz, führte die besondere Problematik dieser Patienten" zunächst in den USA und in den letzten Jahren auch in der BRD zu intensiven Forschungsbemühungen meist interdisziplinärer Arbeitsgruppen. Zu dieser Teilgruppe von Bandscheibenpatienten liegen zahlreiche psychologisch fundierte Arbeiten vor.

Häufig wird dabei davon ausgegangen, daß es sich bei Patienten mit chronifizierendem Schmerzgeschehen um eine depressive Erkrankung handele. Allerdings ist diese Zuordnung nach wie vor umstritten, zudem fehlt es an Arbeiten, die dies sorgfältig belegt haben durch einen differenzierten Vergleich dieser klinischen Gruppen (Roy, Thomas und Matas, 1984). Da wir durch unsere Weissenauer Depressionsstation und die von uns dort entwickelte Mehrebenenanalyse besonders günstige Bedingungen haben, dieser Frage nachzugehen, bildet dieser Vergleich neben der Analyse motivationaler Merkmale einen weiteren Schwerpunkt unserer Arbeit. Einerseits interessieren uns also Forschungsarbeiten, in denen diese depressive Problematik und deren mögliche Beteiligung an der Entwicklung einer chronischen Schmerzproblematik anhand von Persönlichkeitsdispositionen differenziert herausgearbeitet wird, andererseits geht es uns auch darum, zu zeigen, daß es labilisierende Persönlichkeitsmerkmale gibt, die sich nicht nur bei der Gruppe der "Low-Back-Pain-Patienten" eingrenzen lassen, sondern auch bei der viel größeren Gruppe von Personen mit verspannungsbedingten Bandscheibenerkrankungen, bei denen sich trotz langjährigem Leiden keine chronifizierende Schmerzproblematik entwickelt hat. Auch bei dieser Gruppe kommt es wiederholt zu Rezidiven und dann auch zu erheblichen gesundheitlichen Einschränkungen, verbunden mit ebenfalls kostenintensiven krankengymnastischen und medizinischen Behandlungen.

1.3.1.2 Welche Rolle spielen bei den aus medizinisch-chirurgischer Sicht "unproblematischen" Bandscheibenpatienten psychische Faktoren bei der Entwicklung des Bandscheibenleidens ?

In dieser Arbeit liegt das besondere Interesse darauf, den psychophysischen Wechselprozeß bei der großen Gruppe von Patienten zu hinterfragen, die wegen eines Bandscheibenleidens behandelt werden und bei denen trotz immer wieder auftretender akuter Schmerzen sich keine chronifizierende Schmerzproblematik entwickelt. Bei diesen liegen immerhin vergleichbar starke Degenerationen und Schädigungen des

Bandscheibengefüges nach einer Operation vor. Lassen sich diese mit Verspannungen verbundenen Abbauprozesse und das erwiesen erhöhte Risiko, nun weitere Bandscheibenerkrankungen zu erleiden, allein mit anlagebedingten, ererbten Faktoren erklären oder durch Schädigungen aufgrund schwerer bzw ungünstiger Arbeit? Die Statistiken belegen, daß das biomechanische Denkmodell nicht überall greift und die Erfahrung im Umgang mit Betroffenen zeigt, daß auch das Label "Gewebsschwächling" (falls man solche wertenden Labels überhaupt ernst nehmen will) keine angemessene Erklärung bietet. Die Betroffenen könnten sich - entsprechend den neueren Erkenntnissen zur sozialen Unterstützung und zur Bewältigung psychosozialer Belastung beispielsweise dadurch unterscheiden, daß sie über bessere Bewältigungsressourcen verfügen oder auch sich zunächst bei immer wieder auftretenden akuten Schmerzen besser ablenken können (dazu Rosenbaum 1980, Hautzinger 1987) und sich so eine Chronifizierung der Schmerzen auch bei wiederholtem Bandscheibenvorfall nicht einstellt. Hingegen scheint ein eingeschränktes Bewältigungsrepertoir insbesondere in Verbindung mit depressivem Verhalten zu einer größeren Anfälligkeit für Schmerzen zu führen.

In medizinischen Fachbüchern werden Patienten ohne chronifizierendes Schmerzgeschehen meist als psychisch unauffällig beschrieben, fallen evtl sogar dadurch "positiv" auf, daß sie rasch wieder nach draußen streben. Für diese Gruppe wird vor allem eine Rückenschulung zur Verbesserung des Leidens empfohlen. Damit wird zugleich davon ausgegangen, daß diese Gruppe sich durch ein "ungesundes" Bewegungsverhalten auszeichnet und dieses durch bessere Kenntnis der Biomechanik der Wirbelsäule verbessern kann.

In den wenigen psychosomatisch fundierten Untersuchungen zu Persönlichkeitsmerkmalen bei dieser Gruppe, finden sich Hinweise, daß diese ihre gesundheitliche Beeinträchtigung

bagatellisierten, sich zu wenig um ihre Krankheit kümmerten, daß sie vor allem pflichtbewußt und leistungsorientiert seien und sie es sich deshalb nicht leisten könnten, längere Zeit krank zu sein. Vermutet wird auch, daß diese Personen generell zu wenig auf ihre Empfindungen und Beschwerden achten oder auch das emotional Belastende an ihren Beschwerden nicht so spüren und dadurch ihre Bandscheiben schädigen (z.B Hehl, Makowka und Schleberger 1983, Hasenbring und Ahrens 1987). Diese Überlegungen und "Nebenbefunde" im Rahmen von Untersuchungen zum chronifizierenden Schmerzgeschehen sprechen eigentlich für sich, und es verwundert, daß nicht die gleichen Fragen zu einer psychophysischen Wechselwirkung, wie bei den "Low-Back-Pain-Patienten auch für diese Gruppe bereits erforscht wurden, wie etwa: Gilt für diese Patienten ebenfalls, daß Muskelverspannungen in Abhängigkeit von der psychischen Belastungsregulation zu degenerativen Prozessen des Bandscheibengefüges führen, wie dies für die "Low-Back-Pain-Patienten" bereits überzeugend belegt ist? Tragen bei diesen ebenfalls psychologische und soziale Faktoren mit zu den Rückenproblemen bei? Immerhin scheint bei diesen ähnliches zu geschehen, wenn man einmal nur das Resultat, nämlich die "Austrocknung" der Bandscheibe und die Degeneration des Bandscheibengefüges betrachtet.
Unterscheiden sich diese Patienten eventuell durch Besonderheiten ihrer Wahrnehmung insbesondere von Schmerzen oder in ihrer Schmerzverarbeitung oder sind sie tatsächlich, wie vielfach in medizinischen Fachbüchern zu lesen ist, psychisch unauffällig, so daß hier konstitutionell-anatomische Faktoren die wesentliche Rolle spielen?

Lediglich in der tiefenpsychologischen Literatur finden sich Hinweise zu spezifischen Charakteristika dieser in der Klinik psychisch wenig auffälligen Gruppe, dabei handelt es sich jedoch meist um Fallbeschreibungen, die methodischen Kriterien kaum genügen.

Daß gerade bei dieser, doch relativ großen Gruppe von Bandscheibenpatienten das Zusammenwirken biologischer, psychologischer und sozialer Risikofaktoren bei der Entwicklung und Aufrechterhaltung von Bandscheibenproblemen bislang wenig untersucht wurde, verwundert. Dies um so mehr, da bei genauerer Kenntnis der Ätiologie sich möglicherweise im Vorfeld der Schädigung Maßnahmen und präventive Konzepte zur Gesundheitsbildung erarbeiten ließen, die zumindest bei einem Teil dieser Personen einen Bandscheibenvorfall verhindern könnten. Dies hätte - neben den persönlich oft harten Konsequenzen - erhebliche soziookonomische Bedeutung.

Wir gehen davon aus, daß biologische, psychologische und soziale Faktoren sowohl langfristig als auch akut die Entwicklung und Aufrechterhaltung von Störungen und Schädigungen des Bandscheibengefüges bei allen Personen mit Bandscheibenleiden modulieren. So gesehen stellt sich für uns nicht die Frage, ob, sondern wie und in welchem Umfang insbesondere psychophysische und soziale Faktoren Rückenprobleme mit Bandscheibenvorfall beeinflußen und was die beiden Gruppen mit und ohne Chronifizierung der Schmerzen unterscheidet voneinander und von Gruppen mit ähnlicher Problematik. Eine Zuordnung krank - gesund erscheint uns dabei eher sekundär, da es uns auf differentiell-psychophysiologische Merkmale ankommt.

Unsere Arbeit will das Bewußtsein besonders in Richtung der Analyse psychophysischer Merkmale der als psychisch gesund geltenden Bandscheibenpatienten lenken, um auch für diese Gruppe von Personen die Entwicklung diagnostisch-therapeutischer und präventiver - die bereits gegebenen Angebote unterstützender und differenzierender - psychologischer Maßnahmen anzuregen.

2. Abriß der wesentlichen psychologisch orientierten Ansätze zur Rückenschmerzforschung bei Bandscheibenleiden

In diesem Kapitel sollen nun zunächst psychologische Modelle und Forschungsansätze skizziert werden die den Hintergrund für ätiologische Überlegungen zu Rückenschmerz und/oder Bandscheibenleiden bilden. Dabei beschränken wir uns auf die Ansätze, welche die Entwicklung in Forschung und Therapie des Rückenschmerzes wesentlich beeinflußt haben.

Insbesondere in den ganzheitlich fundierten Psychotherapierichtungen und körperorientierten Verfahren finden sich zahlreiche Hinweise, daß psychische Dispositionen in Interaktion mit der affektiv-motivationalen und kognitiven Informationsverarbeitung eng zusammenwirken. Nicht getrennt werden kann davon die Dynamik der Bewegungsabläufe, sowie' die Differenziertheit der Selbstwahrnehmung. Diese wiederum bestimmen den "gesunden" Umgang mit den eigenen Grenzen. Weiter bestimmen sie auch die Organisation des eigenen Handelns in Beruf und Freizeit.

In der Literatur zu solchen ganzheitlich orientierten Körpertherapien, wie etwa der Feldenkrais-Methode (Feldenkrais 1978), der Alexander-Technik (Barlow 1983), Eutonie nach Gerda Alexander (Alexander 1976) und Bioenergetik (Lowen 1982) sind zahlreiche Hinweise zu finden zum Thema Rücken und Persönlichkeit.

Obwohl gerade diese Methoden, wie aus der eigenen therapeutischen Erfahrung bekannt, effektiv bei Rückenproblemen sind, liegen keine Untersuchungen vor, die deren Wirksamkeit den herkömmlichen wissenschaftlichen Kriterien entsprechend belegen. Möglicherweise hängt das auch damit zusammen, daß deren Ziele sich weitgehend von denen der hier interessierenden wissenschaftlichen Untersuchungen unterscheiden, da sie mehr an erfahrungsorientierten Prozessen zur Entwicklung der Gesamtpersönlichkeit interessiert sind, und von ihrem Verständnis her keine Grundlagenforschung zu Teilbereichen der Person betreiben.

Wir schätzen den Stellenwert ganzheitlich orientierter integrativ-körpertherapeutischer Ansätze insbesondere für die Prävention hoch ein, werden jedoch die zu diesen Verfahren vorliegenden Berichte über Rückenprobleme aufgrund ihres unterschiedlichen Bezugssystems und des Mangels an wissenschaftlichen Untersuchungen zum Thema Bandscheibenleiden und Persönlichkeitsdispositionen in dieser Arbeit nicht weiter berücksichtigen.

In diesem Kapitel werden die inhaltlichen Überlegungen und Konzepte der traditionell störungs- bzw krankheitsorientierten Modelle zusammengefaßt. In Kapitel 3.3 soll dann in einem weiteren Schritt nochmals gesondert anhand der vorliegenden Arbeiten herausgearbeitet werden, ob differentiell-psychologisch eingrenzbare Personmerkmale bzw. Dispositionen zur Entwicklung und Ausformung eines Bandscheibenleidens beschrieben sind. Dabei soll insbesondere auch die Gruppe von Personen mit einem Bandscheibenleiden beschrieben werden, die kein chronisches Schmerzleiden entwickelt.

2.1 Tiefenpsychologische Ansätze

In psychoanalytischen und psychosomatischen Arbeiten wird überwiegend von Freud`s (1952) Sicht der Schmerzentwicklung als einer Konversionsneurose ausgegangen. Bei der Analyse der umfangreichen Literatur zum Rückenschmerz wird deutlich, daß zur "Psychosomatik des Rückenschmerzes" relativ einheitliche Charakterisierungen zur Persönlichkeitsdynamik in Abhängigkeit von der Familiensituation gegeben werden. Diese wiedersprechen sich nur wenig.

Fleck (1975) und Beck (1975) berichten relativ übereinstimmend anhand umfassender Krankengeschichtenanalysen von übermäßigem Arbeitseifer und Helfereinstellung bei einem Grundgefühl des Abgelehntseins und der Wertlosigkeit.

Kütemeyer und Schultz (1986) finden zusammenfassend als hervorstechendes Merkmal das Ungestilltbleiben primär narzißtischer, sogenannter oraler Bedürfnisse nach Behütetsein und Verwöhntwerden. Dies führe zur Entwicklung anal-aggressiver Verhaltensweisen, die der Eigenständigkeit und Ich-Entwicklung dienten.

Bemerkenswert ist dabei, daß von verschiedenen Autoren ein dichotomes Verhalten beschrieben wird. So etwa berichten Kütemeyer und Schultz (1986) ein Schwanken zwischen Omnipotenz und Ohnmacht. Hingabewünsche würden ausgeblendet und durch Tatendrang und Größenphantasien überdeckt. Ahrens (1986) berichtet von unterschiedlichen Tendenzen, wie etwa einer masochistischen Tendenz, die z.B. deutlich werde in einer selbstquälerischen Opferhaltung als auch einer sadistisch-aggressiven Umgangsweise mit anderen Menschen. Die Depression werde durch einen angespannten Aktivismus abgewehrt. Kennzeichen dieser Menschen seien Getriebenheit und Aktivismus gegenüber Starrheit und Selbstkontrolle, weswegen Kütemeyer (1980) auch von einem "Durchhaltesyndrom" spricht, Beck (1975) von einer "Atlasproblematik".

Die Grundüberlegungen zu all diesen Beschreibungen von Persönlichkeitsmerkmalen, die wir im Kapitel 3.3 nochmals aufgreifen wollen, sind in der Theorie der psychoanalytischen Psychosomatik nach Beck (1975) und Fleck (1975) die, daß unbewußte emotionale Konflikte der frühen Kindheit bei bestimmten Persönlichkeitsstrukturen durch

Konversion und andere Abwehrmechanismen aus dem Bewußtsein verdrängt und in den Körperbereich abgeleitet werden. Sie werden zu chronisch -eurotischen Fehlentwicklungen im Sinne von Charakterneurosen.

Dabei wird angenommen, daß solche neurotischen Fehlentwicklungen besonders in Familien ausgebildet werden, in denen erhebliche Spannungen zwischen den Eltern kennzeichnend seien und die Kinder ständig auf Aggressionsunterdrückung und Gefügigkeit dressiert würden. Etwas leisten und Sich-zusammennehmen führe zu der später fixierten Leistungshaltung und zu Allmachtsphantasien bezüglich eigener Kraft. Schmerzsyndrome würden dabei aktuell durch emotionale Auslöser in erneuten Konfliktsituationen wieder aktiviert.

Generell besteht die Annahme, daß diese Persönlichkeitscharakteristika zu einer Dauerspannung der Muskulatur im ganzen Körper führten, und damit die Bandscheibe unter Dauerspannung schneller degeneriere. Nach Weintraub (1975) entwickeln sich bei Einengung des Lebensbezuges und Erregungshemmung statische Fehlhaltungen und ein muskulärer Hypertonus. Dieser Hypertonus führt zu Schmerzen und diese bilden ein neuromuskuläres Äquivalent zu den Abwehrmechanismen. Hinter dieser Entwicklung stehe immer eine langandauernde psychische Überlastung. Besonders betroffen seien dabei Personen mit mangelnder Gelassenheit.

Zur Frage, warum nun gerade der untere Rücken bzw überhaupt der Rücken von dieser Konversionssymptomatik betroffen sei, finden sich wenig spezifische Überlegungen, vielmehr gilt das Kreuz als der Teil des Rückens, der aus physiologischen und physikalischen Gründen die schwächste Stelle im Rücken darstellt, weil hier 70% der Flexions-Extensions-Bewegungen der gesamten Lendenwirbelsäule stattfinden und dies der Tribut an die Zivilisation sei, da die Wirbelsäule sich an die Aufrichtung im Laufe der Evolution noch nicht angepaßt habe (Laser 1988).

Seit den Arbeiten von Gough (1946) wird der MMPI als tiefenpsychologisch fundiertes objektivierendes Fragebogenverfahren empfohlen, mit dem anhand hoher Werte in den Skalen HY (Hysterie) und Hs (Hypochondrie) im Vergleich zu niedrigen Werten in der Skala D (Depression) die allgemein angenommene Konversionsproblematik beschrieben werden könne.

Sternbach (1974) beschrieb dieses Konversions-V beispielsweise als klinischen Marker des psychogenen Schmerzes speziell bei Low-Back-Pain. Dabei wird entsprechend dem theoretischen Grundmodell davon ausgegangen, daß die in den Skalen Hy und Hs deutlich werdende Somatisierung dazu diene, die emotionalen Störungen zu verdrängen. Die Affekte würden körperlich gebunden und dies drücke sich im nur gering erhöhten Depressionsscore der Skala D aus. Der Patient unterdrücke durch den Rückenschmerz erfolgreich, daß er depressiv sei. Auf die zahlreichen Arbeiten, in welchen Depression und larvierte Depression einem chronischen Rückenleiden zugrundeliegend betrachtet werden, gehen wir im nächsten Abschnitt noch ausführlicher ein, da diese Annahme die Diskussion zu Low-Back-Pain wesentlich bestimmt.

Während insgesamt ein relativ einheitliches Bild zu den sogenannten funktionellen und psychogenen Störungen gezeichnet wird, fällt auf, daß in analytisch orientierten Arbeiten wiederholt ein Schwanken zwischen den zwei Polen Omnipotenz und Ohnmacht beschrieben wird (oder in leistungsorientierte Termini übertragen, zwischen einem erfolgszuversichtlichen und einem mißerfolgsorientierten eher resignativ-hilflosen Leistungsverhalten). Dies wird allerdings so beschrieben, als seien beide Haltungen wechselnd in einer Person gegeben (z.B. Kütemeyer 1981, Ahrens 1986), was dann im Rahmen des gleichen neurotischen Störungsbildes zuordenbar erscheint. Überlegungen, die von einer differentiellen Genese ausgehen oder Unterschiede in den differentiell-psychologischen Dispositionen bei verschiedenen Personengruppen annehmen, finden sich kaum.

Eine der wenigen Arbeiten, in denen ein solcher Versuch gemacht wird, eine differentiell-psychologische Analyse vorzunehmen, also der Entwicklung von chronischem Schmerzgeschehen unterschiedliche Kombinationen von Persondispositionen zugrundezulegen, stammt von Kröber (1985). Dieser stellt eine psychoanalytisch fundierte, allgmeinpsychologisch orientierte Theorie vor, die systemische und strukturdynamische Gesichtspunkte einbezieht. Dabei bezieht er sich sowohl auf das psychosomatisch-systemische Modell Uexkülls (1986) als auch auf das strukturdynamische Modell Janzarik`s (1980).

Er findet anhand von 79 Fallgeschichten bei Patienten mit organisch nicht begründbaren Lumbo-Ischialgien überwiegend ein im Vordergrund stehendes Überforderungssyndrom bei akut bestehender Konfliktlage und unterscheidet psychopathologisch 3 Gruppen nach Persönlichkeitsauffälligkeiten:

Als **asthenische und depressive Persönlichkeiten** ließen sich hauptsächlich Frauen der Gruppe beschreiben, bei denen Selbstwertprobleme, Ängstlichkeit und Hilfsbedürftigkeit im Vordergrund standen.

Daneben fand er ebenfalls überwiegend Frauen, die sich der Gruppe von "**Aktionisten**" zuordnen ließen. Diese beschreibt er als "**hysterische Persönlichkeiten**".

Schließlich findet er noch eine dritte Gruppe, die überwiegend aus Männern besteht, die er als **"matte Dysphoriker"** bezeichnet

Wenn auch diese Arbeit wenig repräsentativ sein dürfte, und diese Charakteristika anhand von Krankengeschichtenanalysen ermittelt wurden, macht sie doch deutlich, daß die Berücksichtigung differentiell-psychologischer Gesichtspunkte zu recht unterschiedlichen Gruppierungen führen, daß bei Bandscheibenleiden also **kein einheitliches Bild psychogener Störungen einer Bandscheibenpersönlichkeit zu erwarten ist.**

2.1.1 Wie wird in diesen Ansätzen die Entwicklung eines Bandscheibenleidens mit und ohne chronifizierendes Schmerzgeschehen erklärt?

Die in der Medizin traditionelle dichotome Trennung von Körper und Psyche spiegelt sich auch darin wieder, daß lange Zeit die Aussage "organisch" bedingte Schmerzen bei degenerativem Prozess in Verbindung mit einer Bandscheibenerkrankung gleichgesetzt wurde mit "psychisch unauffällig", "gesund". Funktionell oder psychogen bedingte Schmerzen bei Bandscheibenleiden ohne feststellbaren organischen Befund werden hingegen meist mit psychisch/psychosomatisch "krank" bzw. behandlungsbedürftig gleichgesetzt. Dabei wird, wie wir beschrieben haben, von einer charakterneurotischen Fehlentwicklung oder einem psychiatrisch relevanten depressiven Störungsbild ausgegangen.

Obwohl sich gerade aus den psychoanalytischen Konzepten zur frühkindlichen Entwicklung leicht Überlegungen ableiten ließen, die auch bei Personen ohne chronifizierendes Schmerzgeschehen bestimmte Dispositionen, Familienkonstellationen und Arbeitsplatzprobleme für die Entwicklung eines Bandscheibenleidens wahrscheinlich machen, finden sich bis in neuere Zeit in medizinischen Fachbüchern überlegungen, die solche Störungen im Rahmen der Dichotomie funktionell versus organisch bzw. als additive Kombination von psycho-somatisch (= psychische Erkrankung bereits gegeben, organische kommt hinzu) gegenüber somato-psychisch (= organisches Leiden "schicksalhaft" gegeben, dieses wird psychisch überformt) darstellen und so zu dem Schluß kommen, daß es sich bei der kleinen Gruppe von Patienten mit chronifizierenden Schmerzen letztlich um die Gruppe "psychisch Gestörter bzw. Kranker" handele, während die anderen "psychisch gesund" seien (z.B. Kügelgen 1985).

In psychoanalytischen Arbeiten wird dies zwar nicht so linear-additiv gesehen, es wird einem Krankheitsmodell entsprechend jedoch ebenfalls davon ausgegangen, daß im Grunde nur eine Psychotherapie "richtig" helfen könne, die chronifizierende Schmerzproblematik zu beseitigen. Da es sich aber um eine Charakterneurose mit nicht bewußtseinsnahen "fixierten neurotischen Deformationen" handle (Beck, 1975, S. 184), seien die Heilungschancen schlecht. Dementsprechend folgert Krämer (1986, S. 288), daß häufig nur eine zudeckende, symptomatische Therapie mit gezieltem Übungsprogramm, wie etwa "Rückenschule" in Frage komme.

Demgegenüber wird bei Patienten mit akuten Schmerzproblemen im Rahmen eines "organisch bedingten" Bandscheibenleidens davon ausgegangen, daß es sich hier nicht um eine Charakterneurose handle, sondern um "aktuelle und bewußtseinsnahe Konflikte, die unter dem Druck von äußeren Ereignissen entstanden seien" (Beck, 1975, S. 184), wobei eine aktive Beteiligung am Entstehen "belastender Ereignisse" durch das eigene Verhalten nicht weitergehend diskutiert wird.

Während sich insgesamt zahlreiche psychodynamisch-orientierte Überlegungen finden lassen, in deren Rahmen sich Persondispositionen verdeutlichen, sind psychoanalytisch orientierte Arbeiten eher selten, in denen, wie etwa bei Hehl et al. (1983) psychologische Persönlichkeitsmerkmale objektiviert werden mit Fragebogenverfahren, die dem wissenschaftlichen Anspruch an Testgütekriterien genügen und die unabhängig vom analytischen Krankheitsmodell konstruiert wurden, um z.B. die zahlreichen Befunde mit dem MMPI zu validieren bzw. den psychophysischen Personmerkmalen psychologischer Persönlichkeitstheorien gegenüberzustellen.

2.1.2. Abschließende Wertung

Wie die bereits erwähnte Untersuchung von Leavitt (1985) zum Konversions-V im MMPI zeigt, erscheint es fragwürdig, eine neurotische Störung nur für chronifizierendes Schmerzgeschehen bei funktionellen oder psychogenen Erkrankungen anzunehmen, da bei einem großen Teil organisch bedingter Schmerzprobleme ebenfalls typisch erhöhte Werte in den Skalen HY und HS des MMPI gegeben sind, also dort ebenfalls ähnliche psychische Probleme sich im Fragebogen verdeutlichen lassen. Weiter zu prüfen wäre allerdings, ob es sich bei diesem Konversions-V nicht ohnehin um ein methodisches Artefakt handelt, wie Leavitt meint.
Die Arbeiten von Leavitt (1985) sowie Hehl et al. (1983) enthalten deutliche Hinweise, daß hier keine einfache Dichotomie vorliegt zwischen psychogen und organisch. Dieses durch den analytischen Ansatz deutlich mitgeprägte Bild sollte zugunsten einer differenzierten Persönlichkeitsanalyse aufgegeben werden. Aspekte wie etwa zum psychosozialen Feld oder Gesundheitsverhalten als auch zur Psychogenese der Motivation und Handlungsorganisation im

Zusammenhang mit einer allgemein feststellbaren Leistungsproblematik sollten dabei unabhängig von der Einordnung in ein Therapiemodell Berücksichtigung finden, um differentiell-psychologisch begründbare Personmerkmale den tiefenpsychologisch fundierten Annahmen gegenüber zu stellen. Kritik gilt von daher nicht der analytischen Theorie sondern der vorschnellen und einseitigen Interpretation im Rahmen des psychoanalytischen Krankheitsmodells. Wenn auch die tiefenpsychologischen Arbeiten eher aus der genauen Kenntnis und dem Verstehen vieler Einzelfälle ein ganzheitliches Bild entwickeln, das nachvollziehbar ist und relativ einheitlich erscheint, und zudem sich daraus gerade differentiell-psychologische Dispositionen ableiten lassen, so bleibt bei jeder Arbeit doch sorgfältig zu prüfen, wieweit solche relativ einheitlichen psychodynamischen Beschreibungen in den Rahmen des psychoanalytischen Krankheitsmodells interpretativ und idealtypisch eingepaßt wurden.

Die Beschreibung von Persönlichkeitsstörungen geschieht zwar meist relativ einheitlich und auch in einem ganzheitlichen Kontext, das dadurch gut nachvollziehbare Verständnis des Einzelfalls genügt jedoch noch nicht, um generalisierbare Aussagen zu machen, wie dies dann häufig geschieht. Hierin genügen viele psychoanalytische Ansätze nach wie vor nicht den allgemeinen wissenschaftsmethodischen Prinzipien der Erkenntnisgewinnung. Der Informationsgehalt solcher Interpretationen ist dann meist mehrdeutig, da aufgrund der hermeneutischen Vorgehensweisen relevante Tatsachen leicht einseitig im Sinne der entsprechenden Krankheitstheorie interpretiert werden (Möller 1979).

Ein weiterer Punkt, der uns bei der Arbeit mit Rückenschmerzpatienten auffällt, ist, daß die psychoanalytischen Kategorien, wie Hypochondrie, Hysterie und nicht so sehr

Depression, aber auch Charakterneurose sowohl umgangssprachlich, wie auch bei der therapeutischen Handhabung eher negativ besetzt sind. Patienten, die Kenntnis davon erlangen, lehnen solche Negativ-Kategorien für sich ab. Diese Begriffe scheinen z.T. auch eher die Frustration des Therapeuten auszudrücken, nicht weiterhelfen zu können. Auch erhält der Patient durch das Label hysterisch oder hypochondrisch dann leicht ein negatives Feld weiterer "lästiger" Eigenschaften, die von den Möglichkeiten einer gemeinsamen Problemanalyse zur Entwicklung präventiver Schritte ablenken. Wenn der ohnehin meist einer Psychotherapie wenig aufgeschlossene Patient diese Haltung spürt, verschließt er sich gegenüber psychotherapeutischen Bemühungen. Dieser (konstruktiv gemeinten) Kritik steht die Tatsache gegenüber, daß gerade die tiefenpsychologischen Überlegungen ganz wesentlich die Arbeiten zum Rückenschmerz geprägt haben und auch die wesentlichen Anregungen zu dieser Arbeit bildeten.

2.2 Die Sonderstellung von chronischem Schmerz und Depression im Zusammenhang mit "Low Back Pain"

Obwohl wir für diese Arbeit primär einen Überblick darüber anstreben, durch welche psychophysischen Personmerkmale sich Bandscheibenpatienten auszeichnen und in welchem psychosozialen Kontext diese Personmerkmale spezifisch interagieren, soll zunächst ein kurzer Überblick zu chronischem Schmerz und Depression erfolgen. Patienten mit Bandscheibenerkrankungen und chronifizierendem Schmerzgeschehen werden nicht selten unter psychiatrischen-nosologischen Gesichtspunkten der Depression zugeordnet und pharmakologisch mit Antidepressiva behandelt. Deren Wirkmechanismus wird für Schmerz über Dysregulationen im Neurotransmittersystem begründet analog der Depression (Peikert, Egbert, Flock, Hipp, Rust und Struppler 1989). Dadurch gerät eine differentielle Diagnostik von Personmerkmalen und tiefenpsychologische Überlegungen leicht in den Hintergrund, da Antidepressiva in vielen Fällen zumindest kurzfristig zur Linderung der akuten Schmerzsymptomatik führen können.

Hierzu ist zunächst festzustellen, daß bei allen depressiven und Angstsyndromen vegetativ-körperliche Beeinträchtigungen und Verspannungen verbunden mit unterschiedlichstem Streß berichtet werden und anhaltende Kopf-, Nacken- und Rückenschmerzen, neben vielen weiteren körperlichen Störungen häufig geäußert werden (Wieck 1967). Aus klinischer Sicht liegt es deshalb nahe, eine Verbindung zwischen chronischem Schmerz, Bandscheibenleiden und Depression zu sehen. Umgekehrt wird insbesondere bei erfolglos operierten Patienten mit Bandscheibenleiden von einer depressiven Grundstruktur berichtet.

Zahlreiche psychiatrisch orientierte Untersuchungen beschäftigen sich dementsprechend mit der Art des Zusammenhangs von chronischem Schmerzgeschehen und depressivem Verhalten. Dabei finden sich recht unterschiedliche Ansichten darüber, ob nun chronischer Schmerz eine psychiatrische Erkrankung sei, im Rahmen depressiver Syndrome oder nicht. Meist werden die klinisch evidenten psychosozialen, psychodynamischen und biochemischen Übereinstimmungen in beiden Gruppen als Beleg dafür herangezogen, daß chronischer Schmerz in den Rahmen depressiver Syndrome eingeordnet werden könne.

Aus zwei kritischen Literaturübersichten (Roy, Thomas und Matas 1984, Romano und Turner 1985), die einen Überblick über den nach wie vor kontroversen Stand versuchen, ergibt sich etwa folgendes Bild:

Ausgehend von den Arbeiten von Engel (1959) wird von einer Gruppe von Forschern - vertreten wird diese vor allem von Blumer und Heilbronn (1982, 1987) - ein chronifizierendes Schmerzgeschehen als eigene nosologische Einheit des depressiven Syndroms diskutiert. Dabei wird Low Back Pain nicht als gesonderte Gruppe gesehen. Begründet wird dies mit der großen Übereinstimmung der klinischen Symptomatik depressiver und Schmerzpatienten aber auch mit der Wirksamkeit von Antidepressiva, also gleicher Medikamente bei beiden Gruppen (Blumer und Heilbronn 1987).

Sowohl Roy et al. (1984) als auch Romano und Turner (1985) kommen jedoch zu dem Schluß, daß es sich bei chronischem Schmerzgeschehen immer um ein multidimensionales und sehr komplexes Problem handle. Zwar gebe es sicher eine Untergruppe von Schmerzpatienten, die simultan eine klinische Depression entwickle, es sei jedoch voreilig, chronisches Schmerzgeschehen mit klinischer Depression gleichzusetzen. Insbesondere Romano und Turner (1985) weisen auf eine Reihe methodischer Probleme bei den zahlreichen empirischen Untersuchungen hin. So etwa wurden in der Mehrzahl der

Untersuchungen chronische Schmerzpatienten psychiatrischer Einrichtungen untersucht, bei denen die Prävalenz für Depression ohnehin hoch sein dürfte.

Nur wenige Studien beschäftigen sich mit der Frage einer zeitlichen Beziehung des Beginns von Schmerz und Depression. Dabei findet sich häufiger ein simultanes Geschehen, als daß Schmerz der Depression vorausgeht, während Schmerz nur selten nach Beginn einer Depression berichtet wird. All diese Untersuchungen weisen jedoch wesentliche methodische Mängel auf, vor allem, was die Diagnostik der Depression bei den Untersuchungsgruppen und die Erfassung von Schmerz und was die Auswahl der Patienten und das Fehlen von Kontrollgruppen betrifft. Romano und Turner (1985) beklagen auch den Mangel an spezifischen bzw differenzierten ätiologischen Modellvorstellungen zu chronischem Schmerz und Depression. Da in diesen Modellen ein biologisches Grundkonzept vorherrscht, wird die Interaktion mit Personmerkmalen höchstens global im Zusammenhang mit Depression und Angst beschrieben, jedoch nicht dezidiert untersucht. Neben den methodischen Mängeln, ist besonders zu kritisieren, daß die Interaktion biochemischer und physiologischer mit behavioralen, kognitiv-emotionalen und motivationalen Prozessen sowie deren Interaktion mit situativen Gegebenheiten meist völlig vernachlässigt wird.

In den psychoanalytischen Ansätzen zum Thema Depression und Schmerz wird wiederum von psychodynamisch identischen Prozessen in der Persönlichkeitsentwicklung ausgegangen. Persönlichkeitscharakteristika wie etwa Ängstlichkeit, Depressivität und hypochondrische Beschwerden werden dabei am häufigsten genannt. Dabei ist zu kritisieren, daß solche Charakteristika keinerlei Spezifität bezüglich chronischem Schmerz oder Rückenschmerz aufweisen, da sie in Abgrenzung zu anderen klinischen und nichtklinischen

Gruppen bei zahlreichen anderen psychosomatischen Störungsbildern ebenfalls zu finden sind.

Behavioral/kognitive Modelle, wie etwa das von Fordyce (1976) erklären relativ plausibel die Entwicklung depressiven Verhaltens als Folge einer chronischen Schmerzentwicklung, jedoch nicht das Vorhergehen oder simultane Einhergehen von Depression und chronischem Schmerz. Arbeiten von Beck (1976) und Lefebre (1981) speziell zum chronischen Rückenschmerz belegen, daß Patienten, die an chronischem Rückenschmerz und Depression leiden, im Vergleich zu Patienten mit chronischem Rückenschmerz ohne Depression deutlich mehr kognitive Störungen aufweisen, auch im Vergleich zu depressiven Patienten ohne Schmerzproblematik. Jedoch bleibt auch hier die Frage offen, ob diese negativen kognitiven Störungen Ursache oder Folge von Depression und Schmerz sind.

Insgesamt beschäftigen sich die meist psychiatrisch orientierten Ansätze zu chronischem Schmerz und Depression jedoch nicht mit den Patienten mit Bandscheibenerkrankungen, bei denen sich kein chronifizierendes Schmerzgeschehen entwickelt. Dabei werden in den Arbeiten nur bei psychoanalytischer Orientierung differentiell-psychologische Personmerkmale erwähnt, die dann vergleichbar sind den bereits beschriebenen in den tiefenpsychologischen Ansätzen einer neurotischen Fehlhaltung.

Wenn Patienten mit chronifizierenden Schmerzen einem depressiven Syndrom zugeordnet werden sollen, dann dürften sich am ehesten Überschneidungen zur neurotischen Depression oder einer depressiven Entwicklung ergeben. Dies belegt auch die Arbeit von von Knorring, Perris, Eisenmann, Eriksson und Perris (1983). Sie fanden bei depressiven psychiatrischen Patienten bei der Hälfte der Patienten erhebliche Schmerzprobleme, wobei diese bei den neurotisch-reaktiven Patienten am häufigsten zu finden waren. In dieser und in einigen anderen Studien lassen die Ergebnisse vermuten, daß Ängstlichkeit/Angst eine wesentliche Rolle beim gleichzeitigen Bestehen von chronischem Schmerz und Depression spielen könnte.

2.2.1 Ist chronifizierender Rückenschmerz Ausdruck einer larvierten/maskierten Depression?

Da nach Kielholz (1975) bei Patienten, die bevorzugt über körperliche Störungen und Schmerzen klagen, bei denen jedoch keine organische Basis gefunden werden kann, immer auch an die umstrittene Diagnose "larvierte Depression" gedacht werden sollte, liegt es nahe, daß chronischer Schmerz und auch insbesondere chronischer Rückenschmerz als Ausdruck einer larvierten Depression gesehen wird (Forrest und Wolkind 1974).

Auf den Begriff der larvierten Depression soll deshalb kurz eingegangen werden, da er häufig zur Charakterisierung bei Rückenschmerzpatienten herangezogen wird, wobei manchmal unklar bleibt, ob nur die Patienten gemeint sind, mit einem deutlich depressiven Verhalten bei chronischem Schmerzgeschehen (dann wäre die Depression allerdings nicht mehr larviert) oder ob gerade die Patienten gemeint sind, die ihre Depression hinter körperlicher Symptomatik "verstecken", die jedoch nach außen hin nicht depressiv wirken. Dies könnte dann auch die Gruppe von Bandscheibenpatienten betreffen ohne chronifizierende Schmerzproblematik. Der Begriff larvierte, maskierte, vegetative Depression oder "depressio sine depressione" wird in der Psychiatrie sowohl nosologisch-diagnostisch als auch syndromorientiert verwendet. Er bedeutet einerseits, daß sich die eigentliche Depression hinter einer Maske von körperlichen Symptomen verbirgt (Hole 1975).

Im Unterschied zu den in Kapitel 2.1 ausgeführten psychoanalytischen Modellvorstellungen einer frühkindlichen Konfliktverdrängung mit charakterneurotischer Fehlentwicklung und daraus erfolgenden psychosomatischen Störungen, grenzt Pöldinger (1982) aus psychiatrischer Sicht ab zwischen somatisierten Neurosen ohne Organdefekt und einer larvierten (endogenen) Depression als somatisierter Depression. Dabei geht er von hereditär gegebenen endogenen Faktoren aus, die mit zu psychischer Labilität, Angst und Depression beitragen.

Demzufolge würde die Annahme einer larvierten Depression bei Rückenschmerz implizieren, daß hier eine endogene Depression vorliegt (also eine biologische Komponente dominiert) und konkurrieren zu der neurosenpsychologischen Annahme einer frühkindlichen Konfliktverdrängung. Dies bedürfte somit einer differentialdiagnostisch sorgfältigen Analyse, da eine jeweils ganz unterschiedliche Pathogenese zugrundeliegen würde und daraus auch unterschiedliche Behandlungsanweisungen resultieren würden.

Auch neuere Arbeiten gehen vom Vorliegen einer maskierten Depression bei chronifizierendem Schmerz und Bandscheibenleiden aus (Hasenbring und Ahrens 1987). Wir vermuten jedoch, daß dabei dieser Unterschied zwischen psychiatrischer und neurosenpsychologischer Gewichtung weniger gemeint ist. Vielmehr wird dem Begriff der maskierten/larvierten Depression dabei vermutlich eher eine symptomatische Bedeutung zugemessen. Lopez Ibor-Alino (1976), der sich mit dem Phänomen der maskierten Depression intensiv beschäftigt hat, meint, daß es sich bei der larvierten Depression lediglich um ungenau diagnostizierte Depressionen handele. Er macht deutlich, daß ein genaueres Verständnis der Affektzustände, in der die Trennung zwischen Psyche und Physis aufgehoben sei, diese diagnostische Kategorie letztlich überflüssig mache.

2.3. Abschließende Wertung zu chronischem Rückenschmerz und Depression

An der kontroversen Diskussion in der Literatur zum Thema chronischer Schmerz und Depression läßt sich erkennen, daß es hier große Überschneidungen gibt. Gerade deshalb erscheint es jedoch besonders wichtig, hier zu einer personbezogenen sorgfältigen differentiell-diagnostischen Eingrenzung zu kommen, um differentielle Therapieindikationen für Patienten mit Bandscheibenleiden zu erarbeiten auf der Basis einer Mehrebenenanalyse.

Wie die Überlegungen von Blumer und Heilbronn (1987) zeigen, besteht die Gefahr, daß ein psychiatrisch-diagnostisches Label vorschnell zum Einsatz von Antidepressiva bei Rückenschmerz führen kann, bevor eine differentielle Diagnostik erfolgt mit spezifischer Indikation für eine gezielte Behandlung der psychophysischen und meist auch psychosozialen Leistungsproblematik. Aus den gleichen Gründen erscheint uns das klinisch-psychiatrisch orientierte Konzept der larvierten oder maskierten Depression im Zusammenhang mit chronischem Rückenschmerz problematisch und zu Mißverständnissen führend. Es ist als pragmatisch orientiertes psychiatrisch-nosologisches Label konzipiert, das sich schon deshalb nicht für ätiologische, differentiell-psychologische Überlegungen, bezogen auf die Genese von Rückenschmerz, eignet. Wird der Begriff dennoch verwendet, so ist eine Abgrenzung zu psychosomatischen Störungen nicht schlüssig, da von dem Konzept einer letztlich biologisch bedingten endogenen Depression ausgegangen wird, in Abgrenzung zu der neurosenpsychologisch eher entwicklungsorientierten Begründung einer neurotischen oder reaktiven Depression.

2.4 Lern- und kognitionstheoretisch fundierte Ansätze

Zu diesen Ansätzen liegen zahlreiche Übersichten vor, sowie aktuelle Diskussionen der meist experimentell fundierten Arbeiten überwiegend zu Low-Back-Pain bei chronifizierendem Schmerzgeschehen, dabei wird eine Gruppe von Patienten mit Bandscheibenerkrankungen (also bereits einem oder mehreren operativen oder konservativen Behandlungen aufgrund einer Schädigung der Bandscheibe oder des Bandscheibengefüges) meist nicht gesondert abgegrenzt von den Patienten mit myogenem Rückenschmerz.

Den meisten Arbeiten gemeinsam ist, daß sie sich ausschließlich mit Low Back Pain-Patienten beschäftigen und hier wiederum solchen, bei denen vermutlich Muskelverspannungen im unteren Rücken zu einem Verspannungs-Schmerz-Zyklus geführt haben, der bereits deutlich chronifiziert ist. Degenerationen an der Wirbelsäule und deren Begleiterscheinungen werden dabei auf Muskelverspannungen zurückgeführt.

In den meist diagnostisch gut beschriebenen Stichproben sind traumatische und entzündliche Faktoren ausgeschlossen. Die chronifizierenden Schmerzprobleme stehen im Vordergrund des Interesses, allerdings sind selten Angaben zu finden, wieweit eine akute Bandscheibenerkrankung vorliegt oder, ob schon eine oder mehrere operative Behandlungen durchgeführt wurden.

Die meist lerntheoretisch fundierten und verhaltenstherapeutisch ausgerichteten Modelle lassen sich nach Turk und Flor (1984) unterteilen in respondente und operante Ansätze, sowie in solche, bei denen eher Beobachtungslernen und kognitiv-behaviorale Lernprozesse eine Rolle spielen. Meist sind diese Modelle auf die Entwicklung chronischer Schmerzen ganz allgemein bezogen.

Im respondenten Modell wird z.B. angenommen, daß eine physiologische Verletzung, die Schmerz und Verspannung verursacht, im Sinne einer klassischen Konditionierung dazu führen kann, daß Schmerz und Spannung verknüpft werden. Die Vermeidung von Spannung, um Schmerzen zu reduzieren, führt zu zunehmender Unbeweglichkeit und damit zu mehr Schmerzen. Ein Schmerz-Spannungs-Zyklus entsteht und überträgt sich auf immer mehr Situationen. Schließlich führt Furcht vor Bewegung zu noch mehr Unbeweglichkeit usw.

Während diese Ansätze kaum noch im Zusammenhang mit Low-Back-Pain diskutiert werden, hatten die operanten Schmerzmodelle, wie sie etwa von Fordyce (1976) entwickelt wurden, vor allem Einfluß auf die Entwicklung von Therapieansätzen (z.B. Turk, Meichenbaum und Genest 1983). Der Ansatz unterscheidet zwischen innerem, d.h. nicht beobachtbarem Schmerzerleben und den Reaktionen auf Schmerz in Form von motorischen, verbalen und vokalen (z.B. Schmerzausrufen) Verhaltensweisen.

Diese beobachtbaren Schmerzverhaltensweisen sind externalen Kontingenzen der Verstärkung ausgesetzt. Schmerzverhalten, wie Klagen, Medikamenteneinnahme oder Inaktivität wird direkt durch Angehörige, Klinikpersonal usw. verstärkt oder aufrechterhalten durch Vermeidung unerwünschter Aktivitäten. Der operanten Verstärkung durch die Umwelt wird dabei eine wesentliche Rolle zugeschrieben, während die subjektive Verarbeitung des Schmerzerlebens weitgehend vernachlässigt wird.

Insbesondere die Gruppe um Turk (z.B. Turk und Rudy 1986) hebt die Rolle kognitiver Bewertungsprozesse bei der Wahrnehmung und Bewältigung von Schmerz hervor und verdeutlicht, daß auch die subjektive Schmerzerfahrung von Lernprozessen beeinflußt wird.

Insgesamt werden bei chronischen Schmerzproblemen analog den verhaltenstherapeutischen Modellen zum depressiven Verhalten derzeit verstärkungstheoretische Modelle in der psychologischen Therapie diskutiert, die davon ausgehen, daß die Förderung von Aktivitäten sowie der Aufbau sozialer Fertigkeiten und angemessener Kommunikation einer Chronifizierungstendenz entgegenwirkt. Dabei werden häufig auch Elemente kognitionstheoretischer Modelle etwa von Beck (1976) eingebaut. In diesem Modell wird die Veränderung von - auf das Schmerzproblem bezogenen - negativen Gedanken und Einstellungen, sowie des inneren Dialogs angestrebt, um eine realistische bzw positive Selbstbewertung und Attribution zu erreichen.

Die Bedeutung der kognitiven Verarbeitung von Belastungen in Abhängigkeit von vorhandenen Resourcen an Bewältigungsfertigkeiten findet immer größere Beachtung. Dies haben insbesondere Lazarus und Launier (1978) herausgearbeitet. Angenommen wird dabei, daß Personen mit einem Mangel an solchen Fertigkeiten besonders anfällig seien für chronifizierende Schmerzen, Streßerlebnisse und psychophysische Reaktionen (Rosenbaum 1983, Hautzinger 1987).

Persönlichkeitsdispositionen wie etwa Ängstlichkeit, emotionale Labilität und Depressivität, die in besonderer Weise mit Anspannung und Verspannungen einhergehen, werden zwar in solchen Ansätzen angenommen, sind jedoch selten Gegenstand der Untersuchung selbst. Dies trifft auch für die Arbeiten zu Low-Back-Pain zu. Hierbei werden streßrelevante Faktoren, wie etwa erhöhte Streßanfälligkeit, verbunden mit mangelnden Bewältigungsfertigkeiten und Leistungsproblemen genannt, im Zusammenhang mit einer erhöhten Bereitschaft zu Ängstlichkeit, Depressivität und Somatisierung. Dabei weichen diese Arbeiten nur in ihrer Begrifflichkeit, nicht jedoch im Inhalt ab von den psychosomatischen Arbeiten in denen diese Dispositionen der neurotischen Trias zugeordnet werden.

2.4.1 Wie wird in diesen Ansätzen die Entwicklung eines Bandscheibenleidens mit und ohne chronifizierendes Schmerzgeschehen erklärt?

In diesen meist therapieorientierten Arbeiten interessieren einerseits psychosoziale Entstehungsbedingungen von chronifizierendem Schmerzverhalten, andererseits die kognitive Verarbeitung von Belastungen, während Personmerkmale meist vernachlässigt bzw. differentielle Unterschiede bereits, wie bei Flor, vorausgesetzt werden. Dabei steht das Schmerzgeschehen im Vordergrund und nicht so sehr die Bandscheibenerkrankung.

Wie also Personen mit Bandscheibenerkrankungen diese meist ebenfalls verspannungsbedingten Degenerationen des Bandscheibengefüges entwickeln, die keine chronische Schmerzproblematik haben, ist interessanterweise bislang nicht Gegenstand verhaltensmedizinischer Therapie- und Forschungsarbeiten. So etwa vergleichen Flor, Birbaumer und Turk (1987) Low-Back-Pain-Patienten mit chronischer Schmerzproblematik mit Gesunden und anderen chronischen Schmerzpatienten und finden nur bei den Low-Back-Pain-Patienten mit chronischer Schmerzproblematik eine muskuläre Überreaktion im unteren Rücken bei persönlich relevanten Streßreizen. Die interessante Frage wäre jedoch auch, ob und wie sich Personen mit Bandscheibenleiden mit und ohne chronisches Schmerzgeschehen voneinander und von depressiven Patienten unterscheiden. Ob sich in diesem Vergleich ebenfalls eine differentielle Verspannung bei Belastung im unteren Rücken nur bei den Patienten mit chronifizierendem Rückenschmerz finden läßt.

2.5 Die "Gate-Control"-Theorie als Beginn einer bio-psycho-sozialen Betrachtungsweise der Entwicklung chronischen Schmerzgeschehens

Zeitlich parallel zu den Bemühungen tiefenpsychologisch und lerntheoretisch fundierter Ansätze zum Problem chronifizierender Schmerzen bei Low-Back-Pain wurden in der physiologischen Schmerzforschung Modelle entwickelt, in denen die modulierende Rolle psychologischer Faktoren bei der Schmerzverarbeitung diskutiert wurde. Da dieses Modell die interdisziplinären Forschungsbemühungen außerordentlich angeregt hat, trotz seines zum Teil spekulativen Charakters und bereits überholter Sichtweisen, soll etwas ausführlicher darauf eingegangen werden, weil es in den großen Linien nach wie vor aktuell ist und insbesondere auch die Beteiligung eines motivationalen Systems im Zusammenhang mit der bei Rückenschmerz ebenfalls relevanten Verhaltenshemmung ausdrücklich als eigenständiges System betont und beschreibt, auf das wir in dieser Arbeit besonders abheben.

Auf neurophysiologischer Basis beschrieben Melzack und Wall (1965) in ihrer multidimensionalen "Gate-Control"-Theorie Schmerz als das Ergebnis einer komplexen Interaktion von **sensorisch-diskriminativen, affektiv-motivationalen und kognitiv-evaluativen Systemen**. Aufsteigende und absteigende neuronale Systeme modulieren dabei das Schmerzgeschehen in dem Sinne, "daß der in den Hinterhörnern des Rückenmarks lokalisierte Nervenmechanismus wie ein "Tor" funktioniert, das den Strom der Nervenimpulse von den peripheren Fasern zum Zentralnervensystem entweder verstärken oder abschwächen kann" (Melzack 1978, S.151 ff). Dabei wird davon ausgegangen, daß das für die Schmerzerfahrung und Schmerzreaktion verantwortliche Reaktionssystem in Gang gesetzt wird, sobald das integrierte Entladungsniveau der Hinterhorn-T-Zellen einen kritischen Schwellenwert erreicht bzw. diesen überschreitet.

Nach Melzack und Casey (1968) geschieht die Auswahl und Regulation durch 3 Aktivierungssysteme:
1. **sensorischen Eingangsreize** werden durch das spinothalamische Projektionssystem ausgewählt.
2. dem **affektiv-motivationalen System** ist die Aktivierung retikulärer und limbischer Strukturen zugeordnet. Dabei kann bei einer geringen Intensität der Ausgangsreize eine Annäherungsreaktion mit positiven Affekten hervorgerufen werden, während ab einer kritischen Intensitätsstufe Meidungsverhalten mit negativen Affekten und aversivem Triebverhalten, häufig verbunden mit Schmerz dominiert. Vor allem also die limbischen Strukturen, welche die neurale Basis für aversives Triebverhalten und aversive Affekte darstellen, werden von Melzack und Wall als motivierende Dimension von Schmerz angesehen.
3. Schließlich haben **kognitive Prozesse** eine regulierende Funktion, da die Bewertung der Eingangsreize auf dem Hintergrund vergangener Erfahrungen im Neokortex und auf den höheren Ebenen des Zentralnervensystems vorgenommen wird. Diese kognitiv-evaluativen Systeme kontrollieren die Aktivitäten des unterscheidenden wie auch des motivierenden Systems.

Zentrale Annahmen zum "Hinterhorn Tor-Mechanismus" und zum Zusammenwirken der postulierten Bereiche werden in neueren Arbeiten in Frage gestellt (z.B. Zimmermann 1982). Dabei macht gegenwärtig die Erforschung der Zusammenhänge, die zur Ausschüttung schmerzmodulierender chemischer Substanzen (Kalium, Serotonin, Bradykinin, Prostaglandine, Endorphine) führen, deutlich, daß noch weitaus komplexere Zusammenhänge bestehen, als in der Gate Control Theorie vermutet. Gleichzeitig legen diese neueren Befunde nahe, daß der Einfluß psychischer Faktoren wesentlich komplexer ist als in diesem Modell bereits angenommen.

Wenn auch dieses Modell auf einer einseitig neurophysiologischen Ebene ausformuliert wurde und z.T. spekulativen Charakter hat, so gab es doch wesentliche Impulse dafür, in der weiteren Schmerzforschung die komplexe Interaktion psychopysischer Systeme in integrative Konzepte stärker einzubeziehen.

Deutliche Parallelen ergeben sich beispielsweise zu einem von Gray (1975) experimentell entwickelten neuropsychologischen Persönlichkeitsmodell. In diesem geht Gray ebenfalls von einer Mehrdimensionalität der Aktivierungsprozesse aus. Diese sind den gleichen neurophysiologischen Systemen zugeordnet, denen Melzack das affektiv-motivationale System zuschreibt. Gray unterschied ein Behavior-Inhibition System (BIS) und ein Behavior activation System (BAS) analog dem Zuwendungs und Meidungsverhalten. Die limbischen Strukturen, die Melzack als motivierende Dimension für Schmerz ansieht, entsprechen dem BIS von Gray. Die Rolle der Verhaltenshemmung wird in Zusammenhang mit Depression und psychosomatischen Störungen in neueren Arbeiten verstärkt diskutiert (dazu Straub 1988, Traue 1986).

Festzuhalten bleibt, daß hier auf neurophysiologischer Basis affektiv-motivationalen Faktoren in Zusammenhang mit Verhaltenshemmung sowohl bei Schmerzsyndromen als auch depressiven Entwicklungen eine zentrale Rolle zugeschrieben wird, wobei kognitive Prozesse diese Systeme modulieren. Interessant ist, daß der Gesamtentwurf dieses Modells zum Zusammenwirken der Systeme nach wie vor Geltung hat, wenn auch mit nicht mehr so starker biologischer Grundposition. Interessant ist auch, daß motivationalen Prozessen, denen in diesem Modell eine eigenständige Rolle zugewiesen wird, im Gegensatz zu den intensiv beforschten kognitiv-evaluativen Strukturen bei chronischem Schmerz bislang wenig Aufmerksamkeit zukam. Diese werden bislang immer mit der affektiven Modulation im Zusammenhang genannt, die zudem meist bei chronifizierendem Schmerzgeschehen für depressive Störungen steht.

2.6 Das Diathesis-Streß Modell als integrativer verhaltensmedizinischer Erklärungsansatz zum chronifizierenden Rückenschmerz

Ein Ansatz, der die aktuelle Forschungsdiskussion zum chronischen Rückenschmerz bestimmt und der in der Tradition der "Gate Control"-Theorie steht, da er besonders die Rolle psychologischer und damit eng verknüpfter physiologischer Faktoren neben dem sozialen Kontext einbezieht, ist das Diathesis Streß Modell von Flor (1984). In diesem Modell wird angenommen, daß chronische Rückenschmerzen sich auf der Basis folgender Bedingungen entwickeln können:
(1) eine durch **genetische Prädisposition, Verletzung oder frühe Lernprozesse bedingte, erhöhte Antwortbereitschaft (diathesis) der Rückenmuskulatur**, mit intensiver und langanhaltender Verspannung zu reagieren
(2) intensive oder wiederkehrende aversive Stimulation, die als belastend erlebt wird. Dazu zählen affektiv belastende soziale Ereignisse wie andauernde Familienkonflikte oder Belastung am Arbeitsplatz bzw. **persönlich relevante streßhafte Lebensereignisse.**
(3) Ein **unzureichendes oder unangemessenes Repertoir an Bewältigungsfertigkeiten.**

Das Zusammenwirken solcher Bedingungen führt dann zu Anstiegen in der Muskelspannung mit Ischämie, reflexhaften Muskelspasmen, Sauerstoffmangel und der Ausschüttung von schmerzauslösenden chemischen Substanzen wie etwa Bradykinin. Daraus resultiert dann ein Schmerz-Verspannungs-Schmerz Zyklus mit eigener Dynamik, verbunden mit zunehmender Angst, sich zu bewegen usw.. Das Schmerzverhalten kann sich nun weiter verschlimmern durch darauf aufbauende operante Verstärkung dieses Verhaltens z.B. in der Familie.

In experimentellen Untersuchungen im Rahmen dieses Modells konnte wiederholt belegt werden, daß Rückenschmerzpatienten im Vergleich zu anderen Schmerzpatienten und Gesunden auf Streßreize mit stärkeren und längerandauernden Anspannungender Rückenmuskulatur reagieren. Weiter wurde deutlich, daß diese Überreaktion nur bei subjektiv bedeutsamen Streßreizen auftrat, wobei Angst, Hilflosigkeit und mangelnde Bewältigungsfertigkeiten eine wesentliche Rolle spielen (Flor, Turk und Birbaumer, 1985; Flor Birbaumer und Turk 1987; Flor 1987). Allerdings bleibt aus unserer Sicht - wie bereits angesprochen - unklar, welche Faktoren bei den Bandscheibenpatienten ohne Schmerzproblematik zur Degeneration der Bandscheibe führen

2.7 Abschließende Wertung lerntheoretisch fundierter und verhaltensmedizinischer Ansätze

Die Schwäche der meist lern- und kognitionstheoretisch fundierten Ansätze liegt aus unserer Sicht vor allem darin, daß differentiell-psychologische Gesichtspunkte weitgehend vernachlässigt werden. Sowohl in den therapieorientierten als auch in den experimentellen Untersuchungen werden Personmerkmale wenig differenziert einbezogen bzw. kontrolliert. Weiter wird speziell bei Lumbalsyndromen überhaupt nicht darauf eingegangen, wie Personen ohne chronische Schmerzproblematik vor dem Hintergrund einer möglicherweise ebenfalls bestehenden

Diathesis ihre Bandscheibenerkrankung entwickeln. Das integrative verhaltensmedizinische Modell von Flor ist von daher nicht unbedingt spezifisch für Rückenschmerz bei Bandscheibenleiden, sondern für die kleine Teilgruppe von Patienten, die aufgrund von Lernprozessen und/oder Prädispositionen, die noch einer genaueren Analyse bedürfen, chronische Schmerzen entwickelt haben.

Die postulierten Modellkomponenten des Diathesis-Streß-Modells, insbesondere zu Punkt (1) bedürfen zudem weiterer differentiell-psychologischer Analysen. In diesen sollte die Rolle des Zusammenwirkens "kritischer psychophysischer, insbesondere affektiv verknüpfter Persönlichkeitsdispositionen, die genetisch bedingt sein können oder in der frühen Kindheit sich entwickelt haben" (Flor, Birbaumer und Turk 1987, S.37), genauer untersucht werden.

Weiter bleibt der Eindruck bei diesen Arbeiten, als würden nur negative und mißerfolgs- bzw. krankheitsorientierte Persönlichkeitsdispositionen das Risiko erhöhen, Muskelverspannungen und Bandscheibenerkrankungen zu entwickeln, im Gegensatz zu den analytischen Ansätzen, wo ein extremes Schwanken zwischen Omnipotenz und Ohnmacht zumindest beobachtet und interpretiert wird.

Ansätze, wie das Diathesis-Streß Modell bedürfen nach Bischoff und Traue (1983) noch einer weiteren Differenzierung, diese sowohl bezogen auf die physiologische Regenerationsfähigkeit in Abhängigkeit von einer kritischen Erhöhung der Muskelaktivität als auch bezogen auf Prozesse der Selbst- und Körperwahrnehmung und dies - wie wir meinen - im Zusammenhang gesehen mit der Dynamik, die diese Wahrnehmung entwickelt im Rahmen der Interaktion Person (beispielsweise repräsentiert durch psychophysische Personmerkmale), Situation (repräsentiert durch eine spezifische alltägliche Belastung) und Umwelt (unter Einbeziehung des gegenwärtigen psychosozialen Kontextes der sozialen Streß aufrechterhält).

2.8 Zusammenfassende Überlegungen zu den gegenwärtigen Schwerpunkten der psychologischen Ansätze zu chronischem Rückenschmerz und Bandscheibenleiden.

Der Überblick zu den psychologisch/psychotherapeutisch orientierten Forschungsansätzen zum Rückenschmerz und zu Bandscheibenleiden macht folgendes deutlich:

Psychologische Modelle wurden bislang fast ausschließlich im Zusammenhang mit dem Problem der Chronifizierung von Schmerzen bzw Rückenschmerzen (chronic low back pain) diskutiert, nicht jedoch im Zusammenhang mit der Entwicklung von Bandscheibenerkrankungen. Arbeiten hingegen, die sich mit dem möglichen Einfluß differentiell-psychologischer Dispositionen auf die Struktur und Dynamik des Bewegungsapparates im Zusammenhang mit der Entwicklung von Bandscheibenerkrankungen befassen, fehlen weitgehend. So etwa finden sich keine Arbeiten, in denen bei bereits vorliegenden, nachweisbaren Problemen mit der Wirbelsäule im unteren Rücken unabhängig von einer Schmerzproblematik oder einer bereits gegebenen starken Abnutzung des Bandscheibengefüges das Zusammenspiel psychologischer Dispositionen mit der Handlungsregulation und Bewegungsdynamik bei (deutlich gefährdeten) "Gesunden" untersucht wird.

Bei der Erarbeitung dieses Überblicks fanden wir fast nur Überlegungen sowie empirische und experimentelle Untersuchungen zur relativ kleinen Problemgruppe der traditionell in der Medizin als "funktionell" oder "psychogen" beschriebenen Gruppe von Rückenschmerz- und/oder Bandscheibenpatienten und zu der mit dieser z.T. identischen Gruppe von Low-Back-Pain-Patienten mit chronifizierendem Schmerzleiden. Diskutiert werden dabei überwiegend krankheitsorientierte Konzepte. So etwa werden aus psychoanalytischer Sicht diesen Personen schwere Charakterneurosen zugeschrieben oder psychiatrisch relevante depressive Syndrome.

Selbst wenn man davon ausgeht, daß solche Krankheitsbilder in dieser Gruppe häufiger vorkommen, so stellt diese Gruppe, bei einem geschätzten Anteil zwischen 6% und 25% (Hasenbring und Ahrens 1987, S. 149) immer noch einen relativ kleinen Prozentsatz dar, gemessen an der Zahl der insgesamt operativ oder konservativ wegen eines Bandscheibenleidens behandelten Patienten.

Persönlichkeitsdispositionen, die am häufigsten genannt werden, werden überwiegend aus Krankengeschichtenanalysen erschlossen, in denen wiederum meist Problempatienten mit deutlich neurotischen Zügen und chronischer Schmerzproblematik im Rahmen des psychoanalytischen Krankheitsmodells beschrieben werden oder aus dem ebenfalls auf Dimensionen des analytischen Krankheitsmodells aufbauenden MMPI-Fragebogen.

In der lerntheoretisch fundierten Schmerzforschung liegt der eindeutige Schwerpunkt auf der Frage, wie der Entwicklung einer Chronifizierung mit verhaltenstherapeutischen und Methoden einer kognitiven Therapie wirksam entgegengearbeitet werden kann. Die Untersuchungen beschränken sich ausnahmslos auf die Problemgruppe chronischer Rückenschmerzpatienten, die Therapiepläne sind dabei wenig spezifisch für diese Gruppe, vielmehr analog einer Behandlung bei kognitiven und depressiven Störungen, sowie bei Streß. Dabei werden, im Unterschied zu den psychosomatischen Ansätzen die affektiv-motivationalen Störungen nur global hervorgehoben, jedoch im Zusammenhang mit Persönlichkeitsdispositionen kaum beschrieben.

Personmerkmale werden vermutlich deshalb nicht direkt erfaßt, da davon ausgegangen wird, daß diese sich erst in sozialen Interaktionsbedingungen manifestieren und es so etwas wie eine Bandscheibenpersönlichkeit nicht gebe (Birbaumer 1984, S. 139).

Wie die Mehrzahl der Betroffenen, überwiegend ambulant behandelten "psychisch gesunden" Patienten mit Rückenschmerzen ihr Bandscheibenleiden entwickelt und damit weiterhin umgeht, war bislang kaum Gegenstand psychologischer Forschung. Es liegen dazu überwiegend Aussagen in medizinischen Fachbüchern vor, in denen einerseits von einer "ererbten Schwäche" ausgegangen wird und andererseits von äußeren Umständen, wie bandscheibenbelastenden Tätigkeiten in Beruf und Freizeit sowie Bewegungsmangel (z.B. Krämer 1988).

Obwohl ein Zusammenhang zwischen "seelischem Zustand" und "Haltung" durchaus gesehen und betont wird (z.B. Krämer 1986, S. 286ff), bestimmen gegenwärtig mechanistisch-physikalische Therapieansätze in der aktuellen Diskussion für diese Gruppe Betroffener weitgehend die Überlegungen zur weiteren Behandlung und Prävention im Rahmen der Krankengymnastik und Rückenschulung (siehe z.B. Krankengymnastik 41, Nr. 6, 1989, S. 529-546, Krämer 1988, S. 77 ff, Laser 1988).

Daß die Art und Weise, wie jemand sich in seiner körperlichen Tätigkeit organisiert (gleich, ob dies nun "schwere" oder "leichte" Tätigkeiten sind), wesentlich davon abhängt, welches Selbstkonzept er hat, ob er gerade in einer Lebenskrise steht, ob er sich aufgrund seiner Lerngeschichte immer wieder starken negativen oder auch posi-

tiven Herausforderungen aussetzt, ob er gelernt hat, seine
körperlichen Grenzen zu respektieren usw., wird dabei nur
indirekt diskutiert, beeinflußt jedoch aus unserer Sicht
ganz wesentlich Entwicklung und Verlauf jedes Bandscheibenleidens gerade auch bei Personen ohne chronische
Schmerzproblematik.

Was weiter auffällt ist, daß bislang kaum Arbeiten vorliegen, die sich mit den psychosozialen Folgen der längerfristigen Entwicklung einer Bandscheibenerkrankung
beschäftigen, bei den Personen, die sich "erfolgreich"
damit auseinandergesetzt haben. Dieses Leiden ist ja immer
mit zumindest vorübergehend starken Einschränkungen
körperlicher und psychosozialer Aktivitäten verbunden, da
das Bewegungsgefüge insgesamt gestört ist, abgesehen von
den eventuell weiterbestehenden Schmerzen - über welche
Ressourcen verfügen eigentlich diese Menschen?

Wir stellen also **zusammenfassend** fest, daß psychophysische
Gesamtkonzepte zur Ätiologie von Verspannungen im Rücken,
die neben anderen Faktoren zu Bandscheibenerkrankungen
führen, meist einseitig nur in Verbindung mit der Chronifizierung damit verbundener Schmerzen im Rahmen von
psychoanalytischen oder verhaltenstherapeutischen Krankheitskonzepten diskutiert werden.

Bandscheibenleiden werden bislang also fast nur im Zusammenhang mit einer bereits deutlichen Chronifizierung von
Schmerzen psychologisch beforscht. Diese Einseitigkeit
findet sich auch in den lern- und kognitionstheoretisch
fundierten Therapieansätzen. Relativ einheitlich wird dabei von psychophysischen, prädisponierenden Vulnerabilitätsfaktoren ausgegangen, die im Zusammenhang mit subjektiven Belastungen bei mangelnden Bewältigungsfertigkeiten
zu längerandauernden Reaktionen der Rückenmuskulatur führen, die einen Schmerz-Verspannungs-Schmerz-Zyklus in Gang

setzen. Genauere Analysen dieser Persondispositionen werden nicht vorgenommen, sondern als bereits aus den analytischen Arbeiten bekannt vorausgesetzt. Dabei wird sowohl der familiären als auch der beruflichen Situation ein ebenso großer Stellenwert zugemessen wie den psychischen Faktoren, da meist von einem transaktionalen Modell der Auseinandersetzung Person-Situation-Umwelt ausgegangen wird.

Bei den psychosomatisch/ psychoanalytisch fundierten Arbeiten wird hingegen bei einer Chronifizierung des Leidens eher von einer behandlungsbedürftigen Konversionsneurose ausgegangen, die diese Schmerz und Verspannungsprobleme generiert. Die dabei häufig genannte neurotische Trias aus Körperbeschwerden (Hypochondrie), Depressivität (Depression) und starken psychophysischen Reaktionen (Hysterie) ist dabei gültig für chronische Schmerzpersönlichkeiten allgemein. In den am psychoanalytischen Krankheitsmodell orientierten Persönlichkeitsbeschreibungen wird besonders auf die starke Aggressionsunterdrückung und überforderungsproblematik hingewiesen.

In grundlagenorientierten Arbeiten zum Spannungskopfschmerz wird insbesondere auf die wichtige Rolle von Selbst- und Körperwahrnehmung im Zusammenhang mit gehemmtem emotionalem Ausdrucksverhalten hingewiesen. Dabei wird angenommen, daß leistungsbeeinträchtigende, negative Emotionen eher unterdrückt werden im Zusammenhang mit einer effektiven Handlungsregulation, was dann mit der Entwicklung eines Wahrnehmungsdefizit für Körperprozesse einhergehen kann (Bischoff 1989). Dabei spielen soziale Stressoren bei der Hemmung expressiven Verhaltens eine wesentliche Rolle. Vermutet wird, daß ein Expressivität bestrafender Erziehungsstil zur Entwicklung von muskulären Schmerzsyndromen beiträgt (Traue 1989). Diese Ergebnisse lassen sich aus unserer Sicht auch auf Rückenschmerz übertragen und stehen ebenfalls in Einklang mit den tiefenpsychologischen Überlegungen zur Entwicklung von Rückenschmerz.

Versucht man die Aussagen der unterschiedlichen Modelle aufeinander zu beziehen, so resultieren, trotz der unterschiedlichen Sichtweisen, Ansatzpunkte und Schwerpunkte keine grundsätzlichen Widersprüche bezüglich der psychischen und sozialen Faktoren und deren möglicher Beteiligung an der Aufrechterhaltung an muskulären Verspannungsprozessen. Allerdings sind diese Arbeiten alle bezogen auf die Entwicklung chronischer Schmerzen. Die Frage bleibt deshalb, worin sich gerade die Patienten mit einer Bandscheibenerkrankung unterscheiden, die kein chronifizierendes Schmerzgeschehen entwickeln.

3. **Welche körperlichen, psychischen und sozialen Bedingungsfaktoren erhöhen das Risiko eines lumbalen Bandscheibenleidens?**

Die aufgeführten psychologischen Forschungsansätze zeichnen sich überwiegend dadurch aus, daß sie stark an Therapiemodellen und Krankheitskonzepten orientiert sind. Dort, wo das jeweils dahinterstehende psychologische Modell nicht ausreicht, werden integrative Gesamtentwürfe bezüglich ätiologischer Überlegungen zum Rückenschmerz entwickelt. Dabei verlieren differentiell-psychologische Bedingungsfaktoren, die die Wahrnehmung und Informationsverarbeitung wesentlich steuern, zum Teil ihre Konturen, da solche personnahen Bedingungsfaktoren wie z.B. im Rahmen lerntheoretischer oder tiefenpsychologischer Modellentwürfe nicht genügend ausformuliert sind. Diese gemeinsam erkennbaren personnahen differentiell-psychologischen, biologischen und sozialen Bedingungsfaktoren, die in der Auseinandersetzung Person-Situation-Umwelt modulierend auf die komplexen Verarbeitungsprozesse menschlicher Informationsverarbeitung einwirken, sollen im folgenden nochmals unter dem Aspekt der Entwicklung muskulärer Verspannungen im Rücken mit der Folge eines Bandscheibenleidens herausgearbeitet werden. Es sollen insbesondere handlungsregulierende motivationale und psychophysische Dispositionen, und Prozesse menschlicher Informationsverarbeitung (Wahrnehmung, Denken, Gedächtnis, Lernen) hervorgehoben werden, sowie deren enge Verknüpfung mit handlungsregulierenden emotionalen und kognitiven Strukturen und Prozessen.

3.1 Anatomische und physiologische Bedingungsfaktoren

Es folgt zunächst ein kurzer Überblick zur pathologischen Anatomie, Pathophysiologie, Biochemie und Biomechanik der

Bandscheibe im lumbalen Wirbelbereich. Dabei werden neben den anatomischen Funktionszusammenhängen die Aspekte hervorgehoben, die eine Degeneration verständlich machen. Die Beschreibung folgt dabei weitgehend dem Lehrbuch von Krämer (1986).

3.1.1 Anatomie der Bandscheibe

Die Bandscheiben verbinden die Wirbelkörper miteinander. Sie bestehen aus einem zentralen Gallertkern (Nucleus pulposus) und einem umgebenden Faserring (Anulus fibrosus). Der Kern besteht aus einer gallertartigen, nichtkomprimierbaren, jedoch verformbaren Grundsubstanz. Im Bereich der Lendenwirbelsäule liegt er entsprechend der Hauptbelastung in diesem Abschnitt am Übergang vom mittleren zum hinteren Drittel des Zwischenwirbelabschnittes.

Dieses Gewebe hat physikalisch gesehen die Eigenschaft einer Flüßigkeit. Je nach Tätigkeit, Dauer und Körperposition ist die intradiskale Druckbelastung - vor allem im unteren Lumbalwirbelbereich - oft anhaltend und groß, neben den vielen kurz andauernden Stößen. Vor allem einseitige und andauernde Belastungen können zu empfindlichen Störungen des Metabolismus in den Bandscheiben führen.

3.1.2 Biochemie

Mit dem Wasser, das nicht in freier Form vorliegt, werden Stoffwechselsubstanzen transportiert und über die interstitielle Flüssigkeit ausgetauscht. Diese dienen der Ernährung der Bindegewebszellen. Zur Synthese extrazellulärer Makromoleküle benötigen die Zellen dabei Stoffwechselsubstrate wie Aminosäuren, Salze, Glukose und Wasser. Daneben finden sich im Bandscheibengewebe noch Mineralstoffe wie Natrium, Kalium und Kalzium. Auch Enzymaktivitäten lassen sich nachweisen. Diese wirken als Biokatalysatoren, die die Stoffwechselvorgänge beschleunigen. Kurze biologische Halbwertzeiten weisen darauf hin, daß der Stoffwechsel im Zwischenwirbelabschnitt, entgegen früherer Ansichten, relativ intensiv ist und durch zahlreiche mechanische und biochemische Faktoren auch von außen her beeinflußt werden kann. Es handelt sich dabei um ein differenziertes System, was die unterschiedliche Durchlässigkeit der verschiedenen Abschnitte betrifft. So etwa diffundiert beispielsweise Glukose bevorzugt durch die Endplatten, während Anulus Fibrosus und Knorpelplatten, neben Wasser auch niedermolekulare Stoffwechselsubstrate und -schlacken durchlassen. Vor allem im Gallertkern befinden sich Glykoproteine und hochmolekulare Polysaccharide, die sich durch ihre starke Wasseranziehungskraft und Viskosität auszeichnen. Solche Makromoleküle binden einen großen Teil der Bandscheibenflüssigkeit, deren Hydratationskraft bestimmt die Quellbarkeit, Elastizität und Viskosität. Schlecht versorgte Bandscheibenzellen produzieren Makromoleküle von minderer Qualität und Quantität.

3.1.3 Biomechanik

Biomechanisch stellt die Bandscheibe ein osmotisches System dar. Die begrenzenden Gewebsschichten haben Eigenschaften einer selektiv semipermeablen Membran. Dabei erfolgt die osmotische Flüssigkeitsbewegung entgegen dem Belastungsdruck und hält so lange an, bis dieser Druck dem osmotischen Druck das Gleichgewicht hält. Daneben ist der Quelldruck von Bedeutung, also die Wiederausdehnung bei Wegnahme der Kompression. Dieses Wechselspiel ist von großer Bedeutung für die Ernährung des Bandscheibengewebes und den Abtransport von Stoffwechselschlacken, sowie für die Funktion des Bewegungssegmentes.

Die Bandscheibe bildet mit den Wirbelgelenken eine funktionelle Einheit. Während die Wirbelgelenke mehr auf Lenken und Gleiten eingestellt sind, nimmt die Bandscheibe mehr die statische Belastung auf. Kommt es durch Belastungsdruck zu einer Volumenminderung der Bandscheibe, so ändern sich auch die Winkel der Wirbelgelenke. Damit schlagen Bewegungen der starken Rumpfmuskeln stärker auf die Wirbelgelenke durch. Es kommt dann bei normaler Belastung schon zu Überschreitungen der Endstellung, zu Kapselüberdehnungen oder anhaltender Gelenkkompression bzw zu einer verstärkten Abnutzung der Gelenke. Dies verursacht Wirbelgelenkschmerzen (Facettensyndrom).

3.1.4 Innervation der Rückenmuskulatur

Die Rückenmuskulatur ist für Rhythmusstörungen im Vegetativum besonders anfällig, da sie, anders als die übrige quergestreifte Muskulatur, vom Ramus dorsalis des Nervus spinalis versorgt wird, der in jedem Rückenmarkssegment über den Ramus communicans albus mit dem Grenzstrang des Sympathicus unmittelbar verbunden ist. Damit nehmen die Rückenmuskeln eine Zwischenstellung ein zwischen der glatten Muskulatur, die nur vom vegetativen Nervensystem versorgt wird und unwillkürlich arbeitet, und der quergestreiften Muskulatur der Extremitäten. Sie arbeitet vorwiegend unwillkürlich, entzieht sich also weitgehend der bewußten Wahrnehmung.

3.1.5 Abnutzung und Veränderungen in verschiedenen Lebensaltern

Allgemein wird das Bandscheibenproblem auf den aufrechten Gang des Menschen zurückgeführt (Laser 1988). Da die emotionale Entwicklung des Kindes eng mit der motorischen Entwicklung verbunden ist, ist anzunehmen, daß psychophysisch bedingte muskuläre Verspannungsprozesse schon früh auf degenerative Prozesse der Bandscheibe einwirken.

Beim Säugling geschieht der Stoffaustausch in der Bandscheibe über Blutgefäße. Mit dem aufrechten Gang drückt dann der hydrostatische Druck auf die Scheibe. Dieser ist größer als der Venen- und der Arteriolendruck. Dadurch wird das Blut herausgepreßt bzw. gelangt gar nicht mehr erst in die Bandscheibe. Die Blutgefäße atrophieren dadurch.

In diesem Stadium der Umstellung, wenn also das Kind vom Liegen zum Gehen kommt, wird vorübergehend die Ernährungslage labil. Die Gefahr der Entstehung von degenerativen Prozessen des Binde- und Stützgewebes ist dadurch in dieser Altersphase erhöht, besonders - so darf vermutet werden - wenn sich der kindliche Organismus unter schlechten Lebens- und/oder Ernährungsbedingungen befindet. Diese sind meist verbunden mit Streß und herabgesetzter Anpassungsfähigkeit. Da die psychische, insbesondere emotionale Entwicklung des Kindes zudem eng mit der motorischen Entwicklung verbunden ist, liegt es nahe, daß bereits ab diesem Zeitpunkt psychophysisch bedingte muskuläre Verspannungsprozesse degenerative Prozesse der Bandscheibe einleiten.

Obwohl solche Zusammenhänge zunehmend Beachtung finden, und hier auch eine Basis für spätere degenerative Prozesse vermutet werden darf, wird bislang in der Fachliteratur meist aus der Tatsache, daß sich frühe Störungen familiär häufen (Wilson 1968, Braun 1969) geschlossen, daß diese endogen bedingt seien. Auch genetische Faktoren werden diskutiert (Beard und Stevens 1985).

Die Elastizität dieses komplexen Systems nimmt mit dem Alter ab. Zwischen dem 25. und dem 30. Lebensjahr bei den

Männern und etwas später bei den Frauen (nach Krämer 1986, S.133) setzen die ersten abnutzungsbedingten Beschwerden ein, mit einem Gipfel der Erkrankungen bei den Männern bei 40 Jahren und bei den Frauen bei 45-50 Jahren. Dies ist im Zusammenhang zu sehen mit dem alterungsbedingten Prozess der Umwandlung des Gallertkerns, der ab dem 30. bis 40. Lebensjahr erfolgt. Der Gallertkern verwandelt sich dabei in ein zunehmend fibrös strukturiertes Gewebe. Daß nach dem 50. Lebensjahr weniger Vorfälle sind, wird dadurch erklärt, daß der Kern seine Quellfähigkeit und Elastizität verliere, also "weicher" werde und damit bei asymmetrischem Druck die Wahrscheinlichkeit einer Massenverschiebung mit Prolaps geringer sei.

Aufgrund dieser biochemisch-histologisch feststellbaren Veränderungen läßt der intradiskale Druck also bereits im mittleren Alter nach. Dabei kommt es dann zur Störung des osmotischen Gleichgewichts, das Bandscheibengewebe wird rissig und spröde. Im trockenen Gewebe verlangsamt sich die Diffusionsgeschwindigkeit für gelöste Stoffwechselsubstrate und Schlacken. Dies führt schließlich zu einem circulus vitiosus in den durch die Höhenminderung des Zwischenwirbels das ganze Gefüge auch biomechanisch einbezogen ist (Krämer 1988,S.24 ff).

3.1.6 Zusammenfassende Überlegungen zur Auswirkung von physikalischen und psychophysischen Überlastungen auf den Bandscheibenstoffwechsel

Es kommt also neben der sensiblen Phase beim Gehenlernen des Kleinkindes dann im mittleren Lebensabschnitt durch die Umwandlung des Gallertkerns zu einer zweiten sensiblen Phase in der sich funktionelle Störungen mit Bewegungseinschränkungen, Gewebsverschleiß, Zermürbungen und Rissen erkennbar häufen. Die Bandscheibe wirkt nicht mehr so gut als Stoßdämpfer und dadurch werden Wirbelgelenk und Bänder

starker beansprucht und geschädigt. Aber erst wenn diese
Verschleißerscheinungen Nerven und Gefäße beeinträchtigen,
bekommen sie klinische Bedeutung.

Dieser "normale" Alterungs- bzw Umwandlungsprozeß wird
sicher ebensowenig, wie der sensible Entwicklungsabschnitt
in der Kindheit, allein durch biologisch-konstitutionelle
Faktoren beeinflußt. Von einer "schicksalsmäßigen
Umprägung des Bandscheibengewebes" oder einer Umprägung im
Rahmen eines "biologischen Regelungsvorgangs", was dann
zwangsläufig zu einem höheren Risiko einer Bandscheibenerkrankung führe (Krämer 1986, S. 281), kann beim gegenwärtigen Stand der psychophysiologischen und neurohormonalen
Forschung nicht mehr ausgegangen werden. Stattdessen gibt
es Gründe anzunehmen, daß dieser Prozeß durch psychische
und soziale Einflußfaktoren belastungsbedingt verzögert
oder beschleunigt wird. Besonder wenn die Sensibilität für
die körperliche Organisation verringert ist und die
natürlichen Grenzen nicht beachtet werden oder nicht
altersentsprechende Tätigkeiten durchgeführt werden,
dürfte es dann vermehrt zu Störungen oder Schädigungen in
dieser sensiblen Phase führen.

Vor allem subjektiv belastend erlebte Dauerstreß-Situa-
tionen dürften durch die dadurch mitbedingten hormonell-
physiologischen Fehlsteuerungen der gesamten Stoffwechsel-
situation sowohl Muskelverspannungen als auch Störungen
der Ernährung der Bandscheibe wesentlich mitmodulieren.
Die in der orthopädischen Fachliteratur berichteten starken interindividuellen Unterschiede der Stoffwechselsitua-
tion "älterer" Bandscheiben sind möglicherweise in Abhängigkeit von solchen psychophysischen Faktoren zu sehen.

3.2 Läßt sich aus psychophysiologischen Konzepten zur Verhaltenshemmung ein dispositioneller Bedingungsfaktor der Muskelverspannung bei Bandscheibenleiden ableiten?

Die elektrodermale Aktivität wird von Gray (1971, 1982) und Fowles (1980) als psychophysiologisches Maß angesehen, das primär von den limbischen Strukturen moduliert wird und dabei negative Emotionstönung und Meidungsverhalten repräsentiert. Da sich daraus ein besonderer Zusammenhang zur Verhaltenshemmung und Ängstlichkeit ergibt, zu psychophysischen Dispositionen, die auch bei Bandscheibenleiden diskutiert werden, soll kurz auf Gray's Persönlichkeitsmodell eingegangen werden und auf Forschungsarbeiten, die sich ebenfalls auf neuropsychologische Persönlichkeitsmodelle in der Tradition Pavlov's oder direkt auf Gray's Modell beziehen.

3.2.1 Das neuropsychologische Persönlichkeitsmodell Gray's

Gray, sowie sein Schüler Fowles (1980) gehen von drei grundlegenden neurophysiologischen Aktivierungssystemen aus, einem Behavior-Inhibition-System (BIS), einem Behavior-Activation-System (BAS) und einem mit diesen interagierenden ascendierenden reticulären Erregungssystem (ARAS), das die allgemeine zentrale Erregung reguliert. Diese Systeme sind den limbischen Strukturen zuordenbar. Das BAS entspricht dabei im wesentlichen einem Annäherungs/Zuwendungsverhalten mit eher positiver Emotionstönung, während es unter dem Einfluß des BIS eher zu Meidungshaltungen mit negativer Emotionstönung kommt. Fowles wies insbesondere auf die Bedeutung der elektrodrmalen Aktivität (EDA) als Indikator des BIS hin, während im kardiovaskulären System eher das BAS repräsentiert werde.

3.2.2 Die elektrodermale Aktivität als Maß der Verhaltenshemmung

Da die Erfassung und Einordnung psychophysiologischer Parameter in den motivationalen Kontext nicht zentrales Anliegen dieser Untersuchung ist, wollen wir uns in dieser Darstellung darauf beschränken, einige dieser Forschungsbefunde etwas auszuführen, um daraus Überlegungen und Annahmen für neurophysiologische Besonderheiten bei Bandscheibenleiden mit und ohne chronifizierendem Schmerzgeschehen abzuleiten:

Die Untersuchung der diagnostische Bedeutung von EDA Parametern hat in Psychologie und Psychiatrie lange Tradition. Seit den Arbeiten von Sokolov (1960) zur Orientierungsreaktion wird insbesondere in der Psychiatrie das Habituationsparadigma bei psychotischen und depressiven Erkrankungen überprüft, das wir auch in dieser Untersuchung verwendet haben (dazu Straub 1988, Straub und Hole 1989).

Seit Lader und Wing (1969), die das Habituationsexperiment verwendeten, und anknüpfend daran Heimann (1980) wird die elektrodermale Aktivität in Bezug gesetzt zur Psychomotorik des agitierten/ gehemmten Syndroms beim depressiven Verhalten. Ein Zusammenhang zur endogenen Depression konnte überwiegend nicht nachgewiesen werden. Besonderheiten in der EDA und Psychomotorik werden überwiegend unabhängig von nosologisch-diagnostischen Zuordnungen berichtet. Neuere Untersuchungen gehen dennoch, anknüpfend an die Arbeiten von Iacono et al (1983) sowie Ward und Doerr (1986) davon aus, daß speziell das Niveau (SCL) der elektrodermalen Aktivität einen spezifischen biologischen Marker der Depression darstelle.

Experimentell wiederholt belegt wurde, daß bei einem depressiven Syndrom mit ausgeprägter Verhaltenshemmung von einer verminderten Reaktivität (SCR) und einem niedrigen Niveau (SCL) bei verminderten spontanen Fluktuationen (SFL) in einem weitgehend standardisierten Habituationsexperiment auszugehen sei. Diese Hypoaktivität wird als aktive Hemmung im Sinne eines physiologisch fundierten Persönlichkeitsmerkmals diskutiert (Heimann 1980, Ward und Doerr 1986, Iacono et al 1984).

In unseren eigenen Untersuchungen (Straub 1988, Straub, Hole, Keller und Wolfersdorf, im Druck)), in denen wir diese Charakteristika nicht durchgängig fanden, gelangten wir hingegen eher zu der Auffassung, daß es sich hier um keine krankheitsspezifische Größe handelt oder einen biologischen Faktor, sondern um einen Vulnerabilitätsfaktor, im Sinne einer sich in der Kindheit entwickelnden Prädisposition, die nur im Kontext der Lebenssituation, zusammen mit anderen sich gegenseitig modulierenden Dispositionen zu beurteilen ist.

Zusammenhänge zwischen einer verminderten Reaktivität in der EDA zeigten sich in dieser Untersuchung insbesondere im Kontext von Persönlichkeitsdispositionen einer schüchternen, ängstlichen und zurückhaltenden Persönlichkeit sowie mit motivationalen Faktoren einer ausgeprägten Lageorientierung (Keller, Straub und Steiner 1985; Straub, Hole, Keller und Wolfersdorf im Druck).

Das Modell Gray's wird auch für psychosomatische Störungen und Verspannungskopfschmerz und Rückenschmerz überlegt.
So diskutiert Pennebaker (1985,1988) vor dem Hintergrund dieses Ansatzes den Zusammenhang zwischen einem reduzierten emotionalen Ausdrucksverhalten und der elektrodermalen Aktivität. Er ging dabei von der Überlegung aus, daß unterdrückte Gedanken, Gefühle und Verhaltenstendenzen weiterhin aktiv bleiben, und dies Energie erfordere, diese weiterhin zu hemmen. Dies werde insbesondere in unterdrücktem Ausdrucksverhalten deutlich. Dies führe dann zu

daraus resultierender Angst, physiologischer Erregung und erhöhter Streßanfälligkeit. Einen direkten Zusammenhang sieht er zu dem Coping-Verhalten der Repressor des aus dem psychoanalytischen Modell abgeleiteten Konzeptes der Repressor-Sensitizer von Weinberger et al (1979).

Traue (1986) weist ebenfalls in diesem Zusammenhang auf die konkordanten Ergebnisse unterschiedlicher Forschungsbefunde zur Hemmung des Ausdrucksverhaltens in emotionalen Situationen als aktivem Prozeß der Selbst- und Verhaltensregulation hin.

In einer Untersuchung zur elektrodermalen Aktivität bei Patienten mit chronischem Schmerz finden Carr, Minniti und Pilowsky (1985) eine bimodale Verteilung im Habituationsexperiment. Sie schließen daraus, daß kein Zusammenhang bestehe zwischen chronischem Schmerzgeschehen und verminderter Orientierungsreaktion. Vielmehr vermuten sie, daß sich darin die vom Schmerzgeschehen unabhängige Hintergrunderregung darstellt.

Bei einer Gruppe bezüglich chronischem Schmerzgeschehen unselegierter, eher handlungsorientierter Patienten mit Bandscheibenleiden fanden wir folgende Unterschiede, die uns auch zu der hier vorliegenden Arbeit anregten: Die unselegierten Patienten unterschieden sich in ihrer Habituation und in den spontanen Fluktuationen sowohl von einer Gruppe gesunder Kontrollen als auch von depressiven Patienten durch eine erhöhte Reaktivität (Straub, Mayer und Fröscher 1989).

Trotz der begrenzten Aussage, die ein relativ situationsloses Habituationsexperiment zuläßt (siehe dazu Straub 1989), denken wir, daß die elektrodermale Aktivität bei differentieller Anwendung im Kontext Verhaltenshemmung/-Lageorientierung/Depressivität versus Verhaltensaktivierung/Handlungsorientierung, orientierende Hinweise im Sinne der Hypothesen zu depressivem Verhalten und psychosomatischen Störungen auch für unsere Untersuchung zuläßt.

Die wenigen aufgeführten neuropsychologischen, psychiatrischen und psychophysiologischen Forschungsbefunde verdeutlichen, daß eine Verkoppellung zwischen der uns interessierenden Verhaltenshemmung als ein möglicher Ausgangspunkt myogener Schmerzen und Verspannungen und der elektrodermalen Aktivität besteht. Allerdings besteht noch wenig Klarheit über Art, Komplexität und Dynamik des Zusammenhanges und darüber, durch welche weiteren Faktoren diese wesentlich moduliert werden. So etwa kann nach Bischoff und Traue (1986) Muskelmehrarbeit durch (1) übermäßige Anstiege der Muskelspannung in Belastungssituationen zustandekommen, durch (2) verlängerte Rückbildungszeiten, durch (3) Häufung und überlange Dauer von Belastung, durch (4) fehlende Entspannung ode auch durch eine von diesen Bedingungen unabhängige (5) ständig erhöhte Muskelspannung.

Die jeweilige Modulation der elektrodermalen Aktivitätwie auch der Muskelspannung hängt also von der Wechselwirkung ganz unterschiedlicher Persondispositionen in Auseinandersetzung mit einer gegebenen Situationen zusammen. Diese Bedingungen lassen sich nur durch differentielle Konzepte spezifizieren in denen modellhaft ein Belastungsverlauf konstruiert wird. In einem solchen Verlaufsexperiment zum Beanspruchungs-/Belastungsverhalten Depressiver fand Hörhold (1988) in Zusammenarbeit mit uns (Hörhold, Walschburger und Straub 1989) bei diesen eine im Vergleich zu gesunden Kontrollen herabgesetzte Regeneration der elektrodermalen Aktivität nach Belastung. Für diese Gruppe vermuten wir eine verminderte Regenerationsfähigkeit bei gegebenen Belastungen, einhergehend mit einem motivationalen Zustand einer ausgeprägten Lageorientierung. Dies könnte auch mit einer verlängerten Rückbildungszeit in der Muskelspannung einhergehen, insbesondere bei lageorientierten Bandscheibenpatienten mit depressivem Verhalten.

3.3 Welche differentiell-psychologischen Bedingungsfaktoren erhöhen das Risiko eines Bandscheibenleidens?

In den Ausführungen zur Anatomie und Pathophysiologie des Bandscheibengefüges und der Bandscheibe wurde kurz hervorgehoben, daß in bestimmten Lebensabschnitten entwicklungsphysiologisch besonders störanfällige Phasen bekannt sind. Neuropsychologisch lassen sich Zusammenhänge zwischen emotionaler Erregung, Aktiviertheit und dysfunktionalem Muskeltonus nachweisen. Da die Bandscheibe sich über den Wechsel von Anspannung und Entspannung ernährt, ist unmittelbar einsichtig, daß z.B. eine ständig oder häufig hohe Anspannung Stoffwechselstörungen oder Schädigungen der Struktur mit sich bringt. In diesem Kapitel soll nun auf differentiell-psychologische Bedingungsfaktoren abgehoben werden, die an psychodynamischen Prozessen beteiligt sind, die zu einer dysfunktionalen Muskelspannung führen. Dazu soll zunächst kurz definiert werden, was wir unter differentieller Psychologie in Anlehnung an Amelang und Bartussek (1981) verstehen wollen.

3.3.1 Definition und Beschreibung von Persönlichkeit im Rahmen der differentiellen Psycholgie

Differentielle Psychologie interessiert sich für interindividuelle Unterschiede in Persönlichkeitsmerkmalen und -dispositionen zwischen Individuen und zwischen verschiedenen Gruppen von Menschen. Ziel ist es, Modelle zu entwickeln, die helfen, die Entwicklungsbedingungen für die Ausdifferenzierung solcher Unterschiede aufzudecken.

Die Kenntnis solcher Unterschiede, der wechselseitigen Abhängigkeiten und der Konsequenzen, die sich daraus für menschliches Handeln ergeben, soll wiederum im klinischen Bereich helfen, der Differenziertheit des Menschen angemessene Therapiemodelle zu entwickeln. Hier ist das Ziel, insbesondere die komplexen Zusammenhänge, die zu Dysregulationen, Störungen und Schädigungen psychophysischer Organisation führen, besser kennenzulernen, um deren differentiell-therapeutische Beeinflußbarkeit zu verbessern.

Es ist für Nicht-Psychologen wichtig zu wissen, daß sich sowohl die zugrundeliegenden Persönlichkeitskonstrukte, als auch die dabei bevorzugten Forschungsmethoden erheblich unterscheiden können. So etwa liegen zu unserem Thema überwiegend Arbeiten vor, denen psychodynamische Persönlichkeitskonstrukte zugrundeliegen, in denen eher idiographische Methoden bevorzugt werden, und andererseits verhaltens- und kognitionstheoretische Persönlichkeitskonstrukte mit überwiegend nomothetischer Vorgehensweise.

Darin, wie, ob und welche Personmerkmale als Eigenschaften, Traits, Dispositionen, in welchem Kontext faßbar sind, ob diese über längere Zeit stabil bleiben oder abhängig vom Situationskontext sind, unterscheiden sich diese Theorien erheblich. Als Merkmale sollen solche Eigenschaften bezeichnet werden, die allgemein eher als konstitutionelle Grunddimensionen mit genetischer Verankerung beschrieben werden, wie etwa Extra-, Introversion emotionale Labilität oder Ängstlichkeit, während unter einer Disposition eher die sozialisationsbedingte Ausformung einer Eigenschaft verstanden werden soll (wobei es sicherlich große Überschneidungsbereiche gibt zwischen diesen Konzepten).

Die Unterschiede sind neben den verschiedenen Verstehensweisen, zusätzlich bedingt durch die darin eingehenden theoretischen Positionen und Sichtweisen, die als "Personalismus", "Situationismus", "Interaktionismus" charakterisiert werden können. Dabei wird der gegenseitige Einfluß von Person-Situation-Umwelt-Interaktion bzw. Transaktion zunehmend gesehen, jedoch unterschiedlich gewichtet. Einen Überblick über die Entwicklung und den Stand der Forschung hierzu geben Amelang und Bartussek (1981).

In diesem Kapitel wollen wir die in Kapitel 2 bereits ausgeführten inhaltlich gemeinsamen Personmerkmale und -dispositionen im Zusammenhang der Psychogenese nochmals betrachten. Der Bezug zu den uns besonders interessierenden motivationalen und psychophysischen Persönlichkeitsdispositionen bei der Gruppe mit Bandscheibenerkrankung soll besonders beachtet werden.

3.3.2 Persönlichkeitsmerkmale bei Patienten mit Bandscheibenleiden mit und ohne chronifizierendes Schmerzgeschehen

Welchen Einfluß spezifische Persönlichkeitsmerkmale auf die Entwicklung eines chronifizierenden Schmerzgeschehens bei Bandscheibenleiden haben, ist bislang nicht geklärt, da meist bei bereits chronifiziertem Schmerzgeschehen untersucht wird. Es ist bislang also unklar, ob nun die erfaßten psychischen Merkmale bereits das Ergebnis eines chronifizierenden Schmerzleidens darstellen oder ob sie zu diesem Leiden wesentlich beigetragen haben.

Untersuchungen zu Persönlichkeitsmerkmalen von Patienten mit bereits operativ behandelter Bandscheibenerkrankung ohne chronifizierendes Schmerzgeschehen, die in vergleichenden Untersuchungen darüber genauer Aufschluß geben könnten, fehlen weitgehend. Entsprechend der Unterteilung psychogen/funktionell versus organisch wird noch häufig davon ausgegangen, daß Patienten, bei denen sich kein chro-nifizierendes Schmerzgeschehen entwickelt, psychisch unauffällig seien.

3.3.2.1 Persönlichkeitsmerkmale in psychoanalytisch fundierten Modellen zu Rückenschmerz und Bandscheibenleiden

Es sollen nun die in Kapitel 2.1. bereits referierten psychoanalytisch fundierten Arbeiten nochmals kurz unter dem Aspekt Personmerkmale betrachtet werden. Besonders abheben wollen wir dabei auf die uns interessierende Subgruppe von Rückenschmerzpatienten mit operativ oder konservativ behandeltem Bandscheibenleiden.

Diskutiert wird in den analytischen Arbeiten eine "Bandscheibenpersönlichkeit", die sich durch psychosomatische Störungen im Sinne der bereits beschriebenen neurotischen Trias charakterisieren lässt, geprägt von einer einheitlichen Beschreibung der Psychodynamik, zu deren Charakterisierung Personmerkmale aufgeführt werden. Diese werden jedoch meist nur orientiert an Einzelfällen beschrieben. Auffällig ist dabei sowohl bei Ahrens (1986) wie auch bei Kütemeyer und Schultz (1986) die Beschreibung eines dichotomen Schwankens zwischen "Omnipotenz", "Tatendrang" und "Größenphantasien" gegenüber einer "Ohnmacht", "Opferhaltung" oder "Atlasproblematik". Diese Widersprüche werden psychodynamisch im Rahmen tiefenpsychologischer Interpretationen innerhalb einer Person gesehen.

Überwiegend wird eine große Übereinstimmung mit der klinischen Symptomatik depressiver Patienten gesehen (Blumer und Heilbronn 1987). Andererseits wird betont, daß diese Patienten gerade ihre Depression erfolgreich unterdrückten, indem sie ihre Affekte körperlich binden wurden (Sternbach 1974), was dann auch als larvierte Depression beschrieben wird. Diese Widersprüche, die zum Teil darauf zurückzuführen sind, daß unterschiedliche Subgruppen einbezogen wurden, sollen unter differentiell-psychologischen Gesichtspunkten nochmals betrachtet werden.

Die Psychodynamik vor dem Hintergrund der Familiensituation wird anhand von Krankengeschichtenanalysen relativ einheitlich zum chronischen Rückenschmerz und Lumbago-Ischias-Syndrom beschrieben (z.B. Fleck 1975, Beck 1975, Kütemeyer 1980, 1981, Ahrens 1986) und auch für Gruppen mit bereits eingetretenem Bandscheibenleiden (falls diese überhaupt gesondert definiert werden) übernommen (z.B. Hehl et al. 1983, Hasenbring und Ahrens 1987). Die allgemein angenommene "neurotische Trias" entsteht demnach auf dem Hintergrund von Mangel an Nestwärme, Unerwünschtheit und einer sich daraus entwickelnden frühen Verantwortungs- und Pflichtübernahme, hinter der das Bedürfnis nach Anerkennung steht. Diese Störung der Familieninteraktion führt zu dysfunktionaler Leistungsmotivation.

Das daraus resultierende "verkrampfte Auf-dem-Sprung-Sein und anderen helfen zu wollen" (Fleck 1975, S. 121) führe zu einer zwanghaften Helfereinstellung mit angepaßtem, "anständigem" Benehmen. Der Erziehungsstil der Eltern, deren Ehe häufig auch durch aggressive Spannungen gekennzeichnet sei, verlange Gehorsam und Unterdrückung eigener Wünsche und unterstütze damit diese Entwicklung.

Aggressivität wird überwiegend aus diesem Kontext abgeleitet und als durchgängig auffälliges Personmerkmal beschrieben, jedoch psychodynamisch unterschiedlich als anal-aggressiv (Kütemeyer und Schultz 1986), masochistisch, selbstquälerisch, aber auch gleichzeitig analsadistisch (Ahrens 1986) oder auch einfach als Aggressionsunterdrückung und Gefügigkeit (Fleck 1975). Unklar bleibt dabei meist, wie sich die Personen selbst charakterisieren. Anzunehmen wäre, daß sie sich beispielsweise bei Aggressionsunterdrückung als unauffällig oder besonders wenig aggressiv darstellen.

Was die weiteren Persönlichkeitsmerkmale betrifft, die sich in solchen familiendynamischen Konstellationen ausformen können oder auch als "Prädispositionen" eingebracht werden, so finden sich dazu vor allem Aussagen wiederum aus Krankengeschichten. Dabei werden frühe Entwicklungsstörungen festgestellt, die sich an **Primordialsymptomen wie Ängsten, Schuldgefühlen, Schüchternheit und Selbstwertproblemen** verdeutlichen lassen (Fleck 1975, S. 119). All dies zusammengenommen führe dann in der Motorik zu einer Einengung, bzw Hemmung der expansiven Motorik und Bremsung der Aggressivität. Dies spräche eher dafür, daß diese Merkmale als Vulnerabilitätsfaktoren dem Bandscheibenleiden vorausgehen.

Die empirisch mit dem MMPI zum Konversions-V hervorgehobenen Dimensionen scheinen dieses klinische Bild zu belegen. Dabei werden einer "Bandscheibenpersönlichkeit" im Zusammenhang mit der Konversionssymptomatik eher "negative", relativ homogene neurosendiagnostische Dimensionen zugeschrieben (Hypochondrie, Hysterie Depressivität), aus denen sich die oben genannten Merkmale und weitere ableiten lassen. Überwiegend werden diese im Kontext des Vermeidens von Mißerfolg bei Belastung gesehen.

Unklar hingegen bleibt, welche der relativ überdauernden
Persönlichkeitsmerkmale sich den innerhalb einer Person
berichteten stark wechselnden "Schwankungen zwischen Ohnmacht und Omnipotenz, begleitet von Tatendrang und Größenphantasien" (Ahrens 1986) zuordnen lassen. Es finden sich
dazu keine differentiell-diagnostischen Untersuchungen,
die ein solches oszillieren etwa vor dem Hintergrund einer
Selbstwertproblematik belegen würde.

Einige empirische Untersuchungen hingegen sprechen eher
dafür, daß es sich hier um differentiell-psychologisch
unterscheidbare Personengruppen handelt. Bei Kröber (1985)
werden beispielsweise entsprechend einem erweiterten
Konversionsbegriff drei neurosendiagnostisch unterscheidbare Gruppen genannt, denen sich solch konträre differentielle Personmerkmale zuordnen lassen:

Neben einer Gruppe, die er nicht weiter neurosenpsychologisch einordnet, da bei diesen reaktive akute Konfliktoder Überforderungskonstellationen im Vordergrund stünden,
beschreibt er eine asthenisch-depressive Gruppe. Diese
zeichne sich analog den oben beschriebenen Befunden zur
neurotischen Trias durch Selbstwertprobleme, eine ausgeprägte Leistungsproblematik, Verhaltenshemmung, Ängstlichkeit und Hilfsbedürftigkeit aus.

Von dieser Gruppe abgrenzbar sei die zahlenmäßig größte
Gruppe der "Aktionisten", die überwiegend aus Frauen
bestehe, die sich neurosendiagnostisch eher einer **hysterischen Persönlichkeit** zuordnen ließen. Diese beschreiben
sich im Freiburger Persönlichkeitsinventar (Fahrenberg,
Hampel und Selg 1984) selbst durchgängig positiv,
**extravertiert, entscheidungs- und handlungsfreudig,
gelassen, tolerant, hinnehmend**. Allerdings stehe dies in
Diskrepanz zur Fremdbeurteilung, bei der sie eher als
leicht **reizbar, mißgestimmt und aggressiv** geschildert

würden, wobei auf ein eingeschränktes Handlungsrepertoir besonders hingewiesen wird.

In einer weiteren Gruppe "matter Dysphoriker", zusammengesetzt überwiegend aus Männern, findet er schwere Persönlichkeitsstörungen.

Bedenkt man die differentiell-psychologischen Merkmale, die hinter diesen neurosendiagnostischen unterscheidbaren Gruppierungen stehen, so wird deutlich, daß die Annahme eines einheitlichen Bildes psychogener Störungen einer Bandscheibenpersönlichkeit fraglich ist. Vor allem werden die untersuchten Gruppen nicht genau eingegrenzt. Nur wenige Untersuchungen machen Aussagen zu Patienten mit Bandscheibenoperation und beziehen ausdrücklich solche ohne chronifizierendes Schmerzgeschehen ein.

In einer empirischen Untersuchung von Hehl et al. (1983), der sich weitgehend an den psychoanalytischen Inhalten der "neurotischen Trias" orientiert, werden, ebenfalls mit dem Freiburger Persönlichkeitsinventar, "erfolgreich" Operierte und "nicht erfolgreich" Operierte verglichen. **Erfolglos Operierte** lassen sich dabei, gleich ob einmal oder mehrmals operiert, wiederum mit der "neurotischen Trias" beschreiben als **psychosomatisch gestört, emotional labil und depressiv**.

Er findet hingegen auch, daß einmal erfolglos Operierte ein **geringes Gesundheitsbewußtsein** zeigen und ihre **Krankheit bagatellisieren**, während **erfolgreich Operierte**, also Patienten ohne chronifizierendes Schmerzgeschehen, einmal oder mehrmals operiert, sich durch "**normale**" **Persönlichkeitsprofile** auszeichnen und als **psychosomatisch gesund** charakterisiert werden.

Beck (1975) geht als einer der wenigen analytisch orientierten Autoren auf die Psychodynamik bei Patienten mit akuten Rückenschmerzsyndromen ohne chronifizierendes Schmerzgeschehen ein: Bei diesen sei das Schmerzsyndrom eher als psychosomatische Reaktion zu sehen, bei der aktuelle bewußtseinsnahe Konflikte entstanden seien, bezogen auf aktuelle Ereignisse. Die "neurotische Deformation" sei bei diesen Patienten nicht so ausgeprägt.

Dies könnte so interpretiert werden, daß die Intensität der psychischen Störung darüber entscheidet, ob das Leiden chronifiziert und daß auch bei Rückenschmerzpatienten ohne Chronifizierung ähnliche Persönlichkeitsmuster mit schwach ausgeprägter neurotischer Trias zu finden sein müßten mit Leistungsproblematik und Verhaltenshemmung.

In diesen wenigen Beispielen sollte verdeutlicht werden, daß differentiell-psychologisch unterscheidbare Personmerkmale zur Charakterisierung der Gruppen berichtet werden, allerdings einheitliche Merkmale einer "Bandscheibenpersönlichkeit" eher fraglich erscheinen.

Insbesondere in den empirischen Arbeiten von Hehl et al. (1983) und Kröber (1985) finden sich Hinweise auf mindestens zwei deutlich unterscheidbare Gruppierungen: einer Gruppe bei der die neurotisch-depressive und gehemmte Haltung im Vordergrund steht, gegenüber einer Gruppe mit positiver, aktivistisch und handlungsorientierter, lebenszugewandter Haltung.

Bei dieser Gruppe werden ebenfalls Einschränkungen vermutet, die darin bestehen, daß diese Patienten zu wenig auf ihre Empfindungen und Beschwerden achten würden, ein gestörtes Gesundheitsbewußtsein hätten und Beschwerden eher bagatellisieren würden. Dadurch würden sie ihre Bandscheiben "strapazieren".

Abschließende Wertung

Überwiegend werden neurosenpsychologische Zuordnungen aus der Psychodynamik von Schmerzpatienten, insbesondere Rückenschmerzpatienten gleichgesetzt den Bandscheibenpatienten mit chronischem Rückenschmerz ohne die Gruppen genauer voneinander abzugrenzen. Es wird nicht zwischen Rückenschmerz bei chronischer Schmerzpersönlichkeit ("Pain-Prone-Personality" nach Blumer und Heilbronn 1982) und chronifizierendem Rückenleiden aufgrund wiederholter operativer Eingriffe und einer langen Lerngeschichte des Schmerzverhaltens unterschieden.

Eine genaue Abgrenzung der Subgruppe mit operativ oder konservativ behandelter Bandscheibenerkrankung erfolgt meist nicht, und hierbei auch nicht die Abgrenzung der Patienten mit chronifizierenden Beschwerden von den als psychosomatisch "gesund" beschriebenen Bandscheibenpatienten bzw. den erfolgreich Operierten.

Zusammenfassend bleibt festzustellen, daß differentiellpsychologische Dispositionen, welche eine unterschiedliche Genese verschiedener Subgruppen nahelegen, in einigen Arbeiten auch empirisch belegt sind. Diese werden aus den bekannten neurosendiagnostischen Überlegungen zur neurotischen Trias abgeleitet. Dabei wird einem depressiven Verhaltensmuster bei emotional labiler Persönlichkeit ein handlungsorientiertes, lebenszugewandtes mit eingeschränkter Handlungskompetenz gegenübergestellt, aber auch das eines Bandscheibenpatienten, der psychosomatisch gesund sei. Diese zwei Seiten eines Leistungsgeschehens wollen wir in unseren weiteren Überlegungen verstärkt aufgreifen.

3.3.2.2 Persönlichkeitsmerkmale in verhaltens- und kognitionstheoretischen Ansätzen

In kognitions- und lerntheoretisch fundierten Modellen fällt auf, daß der Einfluß von persönlichkeitsspezifischen psychologischen Vulnerabilitätsfaktoren betont wird, die sowohl die interaktiven sozialen als auch die kognitiven Prozesse modulieren. Diese werden als "Prädisposition" vorausgesetzt, ohne daß sie genauer untersucht worden sind bzw. werden sie in Gesamtmodelle als ständig modulierende dynamische Faktoren einbezogen.

Zum Zusammenhang von Schmerz und depressivem Verhalten bei chronischer Schmerzentwicklung charakterisiert Birbaumer (1986, S.113) beispielsweise die Position verhaltenstheoretischer Forschungsstrategien. Diese gehen davon aus, daß die negative Stimmungslage, die häufig einhergeht mit einer verminderten Schmerzschwelle, eher von dem Verlust sozialer Verstärker, der Isolation und Inaktivität als von den Schmerzzuständen selbst verursacht wird. Dabei werden Persönlichkeitsdispositionen zwar als Vulnerabilitätsfaktoren betrachtet, spielen jedoch in den Untersuchungen eine untergeordnete Rolle. Eine soziale und psychologisch bedingte Reizverarmung bedeute dabei eine Abnahme an potentiell ablenkenden und somit analgetisch wirkenden Reizen. Die Gewichtung liege also eher auf der Interaktion des Individuums mit seiner sozialen Umgebung.

In kognitionsverändernden Modellen sensu Beck (1976), die beispielsweise den Hintergrund zum Schmerz-Immunisierungs-Training von Turk, Meichenbaum und Genest (1983) darstellen, wird davon ausgegangen, daß sich Rückenschmerzpatienten ähnlich den chronischen Schmerzpatienten durch einen spezifischen kognitiven Stil sowie durch spezifische Defizite an Fähigkeiten und Fertigkeiten auszeichnen. Ähnlichkeiten seien dabei vor allem mit depressiven Patienten gegeben. Die subjektive Schmerztoleranz könne dabei durch kognitive Umstrukturierung, Änderung von Einstellungen und inneren Dialogen, realistischen Selbstbewertungen und Attributionen vergrößert werden. Auf die Personmerkmale die diese spezifischen kognitiven Stile mitbestimmen und ständig modulieren, wird dabei kaum eingegangen.

Die meisten der beschriebenen ätiologischen Modelle die im Zusammenhang mit chronischem Rückenschmerz aufgeführt werden, sind zudem abgeleitet aus allgemeinen Modellen zum chronischen Schmerz (dazu Teufel und Traue 1989). Nur wenige Untersuchungen, in denen ätiologische Überlegungen angestellt werden, beziehen sich ausdrücklich auf Patienten mit chronischen Rückenschmerzen bei diagnostisch klar eingegrenztem lumbalem Bandscheibenvorfall, die vor oder nach einer Operation untersucht wurden (z.B. Roberts et al 1984, Hasenbring und Ahrens 1987). Chronischer Rückenschmerz wird allgemein angenommen, wenn länger als 6 Monate Schmerzen ohne organische Basis gegeben waren. Dies erklärt z.T. die Heterogenität bezüglich der erfragten Personmerkmale. Ähnlich wie in den psychoananlytisch orientierten Ansätzen werden auch in diesen Arbeiten motivationale Komponenten höchstens indirekt erschlossen.

Forschungsschwerpunkte liegen im Gegensatz zu den psychosomatischen Ansätzen auf der Eingrenzung spezifischer Coping-Strategien, der zentralen Rolle von Überforderung und "Distress" und der Rolle sozialer Unterstützung im Zusammenhang mit der Chronifizierung des Schmerzes (Turner, Clancy und Vitaliano, 1987). Die Frage, welche Persönlichkeitsdispositionen diese moderieren, wird dabei meist nicht behandelt oder allenfalls weitgehend übereinstimmend mit der psychosomatischen Position im Rahmen der "neurotischen Trias" erklärt.

Diese "Trias" wird in den verhaltensmedizinischen Untersuchungen meist analog umschrieben mit **hohem Beschwerdedruck** (für Hypochondrie), starken **psychophysischen Reaktionen** (für Hysterie) und **depressivem Verhalten**. Einig ist man sich darin, daß sowohl **Angst/Ängstlichkeit** als auch eine mit dieser eng verbundene **psychophysische Labilität** als Disposition häufig gegeben seien (Flor 1987, Hasenbring und Ahrens 1987).

In einer vergleichenden Untersuchung über den Langzeitverlauf bei chronischer Schmerzproblematik von Marschall, Bowdler und Rieth (1989) lassen sich gerade bei den chronischen Rückenschmerzpatienten, die im Sinne einer "neurotischen Trias" ausgeprägten Personmerkmale nicht bestätigen. Sie untersuchten sowohl Kopfschmerz-, Migräne- als auch Rückenschmerzpatienten. Es ließ sich zwar bei allen Gruppen eine neurotische Trias beschreiben, diese zeigte jedoch keinen Zusammenhang zur Schmerzdauer, was die Annahme von Prädispositionen belegen würde. Gerade die Rückenschmerzpatienten hatten allerdings in den meisten Persönlichkeitsvariablen unauffällige Werte. Es fand sich lediglich ein Zusammenhang zwischen körperlichen Beschwerden und Schmerzdauer.

Die Ergebnisse legen nahe, daß die der neurotischen Trias verbundenen Persönlichkeitsmerkmale eher Traitcharakter haben, also in Übereinstimmung mit den psychodynamischen Modellen die Basis für eine chronifizierende Schmerzentwicklung bilden, allerdings nicht nur bei Rückenschmerz. Patienten dieser Stichprobe beurteilen sich im Gegensatz zu den vielen Untersuchungen zu Low Back Pain als psychisch unauffällig. Dies könnte neben Definitions- und Methodenproblemen auch darauf hinweisen, daß sich differentiell-psychologisch unterscheidbare Teilgruppen hinter dem Sammelbegriff chronischer Rückenschmerz verbergen, die es zu unterscheiden gilt.

Auch in dem verhaltensmedizinisch orientierten Ansatz von Flor wird eine Prädisposition angenommen. In der Arbeit von Flor, Turk und Birbaumer (1985) werden diese "prädisponierenden psychologischen Bedingungen", die interagieren mit persönlich relevanten streßhaften Lebensereignissen dann beschrieben durch **Ängstlichkeit, Hilflosigkeit und Depressivität**. Durch diese sei die muskuläre Überreaktion am besten vorhersagbar. Hier wird also davon ausgegangen, daß diese die Wahrscheinlichkeit einer Chronifizierung erhöhen. Personmerkmalen wird zwar eine wesentliche Rolle zugeschrieben, allerdings sollen diese nur in spezifischen Streßsituationen auf den muskulären Verspannungsprozess einwirken.

Eine Leistungsproblematik wird vorwiegend im Zusammenhang mit andauernden, belastenden Lebensereignissen gesehen, die dann zu einer erhöhten Streßbereitschaft führen. Wieweit Persondispositionen in der täglichen Auseinandersetzung Überforderungsprobleme generieren, die Selbstwahrnehmung modulieren und letztlich die Handlungsorganisation auch in alltäglichen Tätigkeiten bestimmen und wieweit sich daraus Verspannungsprobleme ableiten lassen, wird bislang wenig untersucht. Gerade über den in der Verhaltensmedizin häufiger angewandten prozeßorientierten Mehrebenenansatz der Erfassung von verbal-subjektiven, behavioralen und psychophysiologischen Daten ließe sich dies am ehesten abbilden (z.B. Fahrenberg 1984).

Bislang werden also vorrangig transaktionale Streß-, und Coping-Modelle im Zusammenhang mit einer deutlichen negativen Leistungsproblematik diskutiert unter weitgehender Vernachlässigung von differentiell-psychologischen Einflußfaktoren.

Daneben finden sich Ansätze, die ihren Schwerpunkt auf die differenzierte psychophysiologische Analyse der angenommenen Muskelverspannungen und deren Zusammenhang zu Streß und Verhaltenshemmung sowie zu physiologischen Regelmechanismen legen. Bei diesen erfahren differentiell-psychologische Gesichtspunkte im Zusammenhang mit der bewußten Wahrnehmung und Verarbeitung von Muskelspannung eine stärkere Gewichtung.

Sowohl die angenommenen Störungen bezogen auf die Leistungsthematik, verbunden mit Überforderung und Distress, als auch die dabei untersuchten Persönlichkeitsmerkmale unterscheiden sich dabei trotz der unterschiedlichen theoretischen Modellpositionen nicht wesentlich von denen der analytisch fundierten Arbeiten.

Zusammenfassend läßt sich für die kognitions- und verhaltenstheoretischen Ansätze feststellen, daß auch hier der Einfluß von Persönlichkeitsmerkmalen nicht ausgeschlossen wird bei der Überlegung zur Ätiologie von Rückenschmerz und Degenerationen der Bandscheibe. Diese stehen jedoch im Rahmen der gegenwärtig diskutierten Modelle wenig im Mittelpunkt des Interesses.

Allerdings fehlt in verhaltens- und kognitionstheoretischen Ansätzen völlig die Auseinandersetzung mit der Frage, welche psychophysischen Prozesse und Personmerkmale bei der Gruppe von Bandscheibenpatienten ohne chronifizierendes Schmerzleiden beteiligt sind an den zweifellos auch bei diesen bestehenden Verspannungsproblemen.

3.4 Wahrnehmungspsychologische Forschung und Überlegungen zu Muskelverspannung und Bandscheibenleiden.

Letztlich zentral in der Psychologie und vermutlich auch bei der Entwicklung von Bandscheibenleiden ist die Frage, wie bewußte Wahrnehmung entsteht, und ob die Aufmerksamkeitsfokussierung auf interne Körperprozesse gleichen Prozessen der Informationsverarbeitung folgt wie bei der Wahrnehmung externer Information.

Entsprechend den zahlreichen Arbeiten zum chronischen myogenen Schmerz könnte die Entwicklung einer frühzeitigen Bandscheibendegeneration durch eine mangelnde Wahrnehmungsfähigkeit von Verspannungen und Schmerzen, insbesondere im Muskel-Skelett-System, bedingt sein. Daß eine solche mangelnde propriozeptive (auf Muskeln, Sehnen, Gelenke und Haut bezogene) Wahrnehmung von Verspannungszuständen eine entscheidende Rolle auch bei der Entwicklung von lumbalen Bandscheibenerkrankungen spielen könnte, legen die Untersuchungen von Flor zwar nahe, es fehlen bislang jedoch Arbeiten, welche dies in einem wahrnehmungspsychologisch differenzierteren Kontext darstellen. Bislang gibt es solche grundlagenorientierten Arbeiten zum Spannungskopfschmerz und zum chronischen Schmerz (z.B. Bischoff 1989, Traue 1989).

Nach Pennebaker (1982) lassen sich bei bewußter Wahrnehmung von interozeptiven Reizen prinzipiell drei Verarbeitungsniveaus unterscheiden: So kann erhöhte Muskelspannung als prinzipiell wahrnehmbar (1) repräsentiert (enkodiert) sein. In das Bewußtsein gelangt sie allerdings erst dann, wenn (2) die Aufmerksamkeit auf sie gerichtet ist (Gewahrsein). Soll sie benannt werden, so setzt dies eine (3) sprachliche Symbolisierung dieser bewußten Wahrnehmung voraus.

Ob eine Person letztlich dann ihre Aufmerksamkeit auf einen internen Reiz richtet und wie sie diesen verarbeitet, hängt nach Bischoff (1989), der wahrnehmungspsychologische Erkenntnisse zusammenfaßt, von mindestens fünf weiteren Faktoren ab: (1) neue, dynamische und intensive Reize mittlerer Komplexität werden eher beachtet, als redundante, statische und schwache Reize geringer Komplexität. Die (2) Wahrscheinlichkeit auf innere Reize im Wettstreit mit äußeren Reizen aufmerksam zu werden, hängt dabei von Quantität und Auffälligkeit ab. Die Wahrnehmung von Körperprozessen wird stark durch (3) Erwartungen (und Attributionen) geleitet, welche die Aufmerksamkeit lenken und selegieren. Die Wahrscheinlichkeit, daß eine Person ihre (4) Aufmerksamkeit auf das Selbst richtet, hängt dabei davon ab, ob in ihrer Umwelt gerade "Spiegelbedingungen" gegeben sind oder nicht. Dabei kommt der (5) Lerngeschichte, also der elterlichen Aufmerksamkeit für Körperprozesse während der Erziehung ebenfalls eine zentrale Rolle zu.

Wie nun ein Wahrnehmungsdefizit für Körperprozesse zustande kommt, ist traditionell Gegenstand zahlreicher Forschungsansätze der unterschiedlichen Persönlichkeitstheorien. Zwischenzeitlich gut belegt ist, daß unterschiedlichste somatische, psychische und soziale Auslösebedingungen zu intensiven und anhaltenden Überreaktionen in der Kopf- Nacken- und Rückenmuskulatur führen können (Engel 1977, Weintraub 1975, Flor 1987, Bischoff, 1989).

Die handlungsregulierende Funktion emotionalen Erlebens ist zum Beispiel zentraler Bestandteil der Psychosomatik seit Reich (1973) und Alexander (1976). Begriffe wie Repression, Sensitization, Internalizer, Externalizer, sowie der eher umstrittene Alexithymiebegriff wurden dabei als Personmerkmale charakterisiert, die einen bestimmten Wahrnehmungstypus prägen (Byrne 1961, Buck 1979, Nehmia

1977). Sie wurden auch Grundlage von Wahrnehmungstheorien (z.B. Bruner und Postman, 1947). Auch das Typ-A Verhalten in der Infarktforschung (Friedman, Hall and Harris 1985) beschreibt einen solchen Wahrnehmungstypus.

In lerntheoretisch fundierten Arbeiten liegt der Schwerpunkt dabei darauf, Bedingungsmodelle zu entwickeln, die dysfunktionale Muskelaktivität als Teil von Handlungen zu verstehen, die selbst von operanten Verstärkungsbedingungen abhängen. Muskelverspannung kann dann als aktives Vermeidungsverhalten gesehen werden, dabei spielen dann Prozesse der Verhaltenshemmung und der Bedingungsfaktoren, welche über die Wahrnehmungslenkung eine Hemmung herbeiführen, eine zentrale Rolle (Traue 1989).

Insgesamt werden dabei übereinstimmend Personmerkmale wie Ängstlichkeit, emotionale Labilität, Introversion sowie Depressivität genannt, die mit einer verstärkten Selbstwahrnehmung einhergehen, ohne daß diese Wahrnehmung der Körperprozesse deswegen präzise sein muß, was dann klinisch häufig als hypochondrische Beschwerden umschrieben wird.

Auf der anderen Seite finden sich auch wiederholt Beschreibungen, die auf ein zuwenig an Aufmerksamkeit für Körperprozesse hinweisen und bei denen die Wahrnehmungsgenauigkeit ebenfalls fehlreguliert scheint. So etwa werden Personen mit Typ-A Verhalten charakterisiert als solche, die durch hohe Leistungsmotivation, Ehrgeiz, Feindseligkeit und Zeitdruck ihre Aufmerksamkeit auf aufgabenrelevante Stimuli einengen und leistungsbeeinträchtigende Reize, also auch propriozeptive Reize ignorieren. Nach Pennebaker (1982) sind solche Fehlregulationen der Interozeption hauptsächlich die Folge von Lernprozessen, d.h. durch positive und negative Verstärkung und Bestrafung erworben und aufrechterhalten.

Nach Bischoff (1989,S. 82 ff) läßt sich der Lernprozeß bezogen auf ein sich entwickelndes Wahrnehmungsdefizit folgendermaßen zusammenfassen: Durch Verhaltenskettung läßt sich erwarten, daß Bestrafung von Ausdrucksverhalten auch das Verhalten hemmt, das gemeinsam mit dem Ausdrucksverhalten auftritt, nämlich die Wahrnehmung der Muskelverspannung. Das emotionale Erleben wird dadurch nivelliert. Emotionsspezifische propriozeptive Signale werden infolge der Hemmung verrauscht. Propriozeptive Signale haben - weil entsprechende Verstärkermechanismen der Löschung und Bestrafung am Werk sind - ihre handlungsauslösenden und modulierenden Eigenschaften eingebüßt.

Zusammenfassend deutlich ist, daß leistungsmotivationale Faktoren bei der Aufmerksamkeitslenkung der Wahrnehmung auf interozeptive Reize und bei der Handlungsvorbereitung und -kontrolle zu großen interindividuellen Unterschieden führen, insbesondere bei großer Beanspruchung. So etwa können muskuläre Daueranspannungen gegeben sein, die jedoch nicht oder verspätet in die bewußte Wahrnehmung gelangen, da ein motivationaler Zustand gegeben ist, der auf die erfolgreiche Handlungsausführung gerichtet ist. Dies führt - wenn solche Zustände häufiger gegeben sind, zu einer "chronischen" Belastung der Knochengelenke der Wirbel und des ganzen Haltemechanismus der Bandscheibe, damit, bei fehlendem Wechsel von Anspannung und Entspannung als Voraussetzung für einen gesunden Stoffwechsel der Bandscheibe, zur Gefahr einer vorzeitigen Austrocknung, Abnutzung und damit Schädigung.

3.5 Überlegungen zum Zusammenwirkens der Systeme Emotion Motivation und Motorik im Zusammenhang mit Anforderung/Überforderung

Wir gehen davon aus, daß die Entwicklung von Bandscheibenleiden (ausgenommen sind davon Schädigungen des Bandscheibengefüges durch traumatische Schädigungen aufgrund angeborener Mißbildungen oder Infekte) wesentlich durch muskuläre Verspannungsprozesse beschleunigt wird.

Da im bisher beschriebenen in den unterschiedlichen Modellen übereinstimmend auf eine frühe Entwicklungsstörung, zusammenhängend mit der Familiendynamik, verwiesen wird bei verspannungsbedingtem Rückenschmerz und Bandscheibenleiden, sollen kurz einige Ansätze zur Affektsozialisation und Selbstaufmerksamkeit im Zusammenhang mit Rückenverspannungen betrachtet werden.

Vor allem Forschungsarbeiten im Rahmen der verschiedenen Emotionstheorien und zur Ausdrucksforschung (siehe dazu Izard 1981, Krause 1983, Kuhl 1983b) beschäftigen sich mit der Entwicklung und der Frage, wie das motorische Verhaltenssystem verknüpft ist mit dem Affektsystem und den kognitiven Korrelaten von Affektzuständen.

Allgemein wird davon ausgegangen, daß die Organisation und Dynamik von Bewegungsabläufen, die solche Verspannungsprozesse in der Rückenmuskulatur generieren, durch affektive und kognitive Wechselprozesse wesentlich mitbestimmt wird bei der Auseinandersetzung im Interaktionsgeschehen. Moduliert und gewichtet werden diese Abläufe wiederum durch motivationale und volitionale Prozesse und fließen in die Informationsverarbeitung ein, wie auch in die Planung und Ausführung von Handlung. Auch die Breite und Differenziertheit körperlicher und psychischer Selbstwahrnehmung wird ständig dadurch moduliert.

3.5.1 Kein Gefühl ohne Bewegung und Regung - Aspekte der Affektsozialisierung

Die Affektsozialisierung während der Kindheit, geprägt durch das Lernen in der Mutter-Kind Dyade und in der Familiensituation, bestimmt wesentlich, ob Affekte unterdrückt, fehlbenannt oder fehlinterpretiert werden (Krause 1983) und wie dies sich dann auf die mehr oder weniger spezifischen Handlungsprogramme, die mit diesen zum Teil verbunden sind und deren Entwicklung auswirkt.

Begleitet werden positive wie negative Emotionen und Affekte, wie auch deren kognitive Repräsentation stets von neuraler Aktivität des Gehirns (vor allem des limbischen Systems), der Erregung des vegetativen Systems, humoraler Prozesse und des viszeralen Systems. Diese stoßen wiederum weitere Prozesse an, wie etwa die Aktivität der quergestreiften Muskulatur und der längsgestreiften, etwa in den Eingeweiden. Dies besonders dann differentiell unterschiedlich, wenn Beanspruchung subjektiv als Herausforderung oder Belastung erlebt wird und mit starken positiven oder negativen Affekten verknüpft wird.

3.5.2 Welche Affektsozialisierung kann bei Personen mit Bandscheibenleiden vermutet werden?

Wie wir gesehen haben, wird in den Arbeiten zu chronischem Rückenschmerz besonders die Rolle der Interaktion von Personmerkmalen wie Ängstlichkeit, emotionale Labilität und Depressivität hervorgehoben im Zusammenhang mit der Interaktion in psychosozialen Belastungssituationen. Diese Personmerkmale dürften entsprechend der differentiellen Emotionstheorie von Izard (1981) besonders stark verbunden sein mit Störungen bei der Affektsozialisierung von Affekten wie Kummer, Traurigkeit, Gram, Schuld, Zorn, Scheu und Schüchternheit und wären damit einer Therapie, die diese Störungen bearbeitet, zugänglich.

Auch von Flor, Birbaumer und Turk (1987, S.38) wird eine konstitutionelle Reaktionsbereitschaft im Sinne einer Prädisposition nicht ausgeschlossen.

Gleich, welcher Annahme man mehr zuneigt, gilt es als erwiesen, daß die Bereitschaft zu dysfunktionalen Muskelverspannungen im unteren Rücken im Zusammenhang mit chronifizierenden Schmerzen erhöht sei. Hierbei wird meist von einem kognitivistischen Standpunkt ausgegangen, daß das Selbstkonzept dieser Personen gestört sei und daß eine negative Sicht von sich selbst, der Welt und der Zukunft zur weiteren Ausprägung solcher Dispositionen im Wechselprozeß führe, insbesondere, wenn kritische Verlusterlebnisse hinzukämen. Auf die Spezifität des lumbalen Bereichs wird dabei nicht eingegangen.

Darüber, daß auch in unserer Leistungsgesellschaft besonders akzeptierte "positiv gewertete Personmerkmale", die sich darin ausdrücken, daß wir immer funktionieren sollen, guter Laune sein, emotional ausgeglichen, durchsetzungsfähig, kontaktfreudig, immer freundlich und zuvorkommend, einen dysfunktionalen Zustand darstellen können, wenn sie ständig "verkörpert" werden und dies ebenso für Muskelverspannungsprozesse relevant sein dürfte, finden sich bislang kaum Arbeiten im Zusammenhang mit Bandscheibenleiden. Lediglich in den bereits referierten psychosomatisch fundierten Arbeiten finden sich Hinweise, die verdeutlichen, daß auch "positive" Persönlichkeitsmerkmale mit hoher sozialer Akzeptanz, wenn sie - so unsere Annahme - durch das starke Streben nach Anerkennung - hohe Selbstwertrelevanz erhalten, ebenso dysfunktional werden können wie negative Personmerkmale.

In diesen Arbeiten wurde beispielsweise auf Omnipotenzgefühle und Größenphantasien gepaart mit Tatendrang im Zusammenhang mit Bandscheibenleiden hingewiesen (Ahrens, 1986) oder auch darauf, daß es Patienten gebe, die aus einer aktivistischen, lebenszugewandten Haltung heraus ihre Bandscheiben "strapazierten" (Kröber 1985). Auch findet sich ein geringes Gesundheitsbewußtsein nach erfolgter Operation, bei "normaler", psychosomatisch unauffälliger Selbstbeschreibung in den Persönlichkeitsprofilen (Hehl et al. 1983).

Daß eine Anspannung in der Rückenmuskulatur sowohl bei Mißerfolg und Ängstlichkeit als auch in einer herausfordernden erfolgsorientierten Bewältigungssituation auftreten kann, ist aus dem Alltag hinreichend geläufig. Ebenso bekannt ist die, im Rahmen des gesellschaftlichen Drucks bzw des starken Strebens nach Anerkennung, erfolgsorientierte, selbstbildkongruente Haltung, daß eventuell auftretende körperliche Mißempfindungen nicht wahrgenommen, nicht beachtet oder unterdrückt werden.

3.5.3 Führen Unterschiede in den internalisierten Standards bei der Affektsozialisation zu unterschiedlichen Selbstbewertungsprozessen bei Personen mit chronifizierendem und nicht-chronifizierendem Schmerz bei Bandscheibenleiden?

Nach der Theorie von Duval und Wicklund (1972) regt die Ausrichtung der Aufmerksamkeit auf das Selbst Selbstbewertungsprozesse an, die auf dem Vergleich der eigenen Leistungsergebnisse mit internalisierten Standards beruhen. Pyszczynski und Greenberg (1987) gehen entsprechend dieser Theorie davon aus, daß bei Depression der Verlust einer wichtigen Selbstwertquelle zu einer Fokussierung auf das eigene Selbst führt, und dabei negative Gefühlszustände verstärkt werden, Analog könnte dies auch bei mißerfolgsorientierten Bandscheibenpatienten mit chronischem Schmerzgeschehen und depressivem Verhalten vermutet werden.

Wieweit "erfolgsorientierte" Rückenschmerzpatienten durch das starke Streben nach Anerkennung in ihrer emotional-motivationalen Entwicklung in der Kindheit bei der Affektsozialisation beispielsweise gelernt haben könnten, eigene negative Emotionen zu unterdrücken und nur positive wie etwa Interesse, Freude und Neugier zu zeigen, bliebe zu klären. Ebenso, ob dies geschieht, da sie gelernt haben, gesellschaftlichem Druck nachzugeben, um anerkannt zu werden und sich in dem Glauben, nur so bestehen zu können, als Standard eine kongruent emotional positiv getönte, omnipotente und leistungsfreudige Persönlichkeit gesetzt haben. Denkbar wären auch aus tiefenpsychologischer Sicht konversionstheoretische Überlegungen im Zusammenhang mit der Annahme eines psychologisch fundierten Personlichkeitsmerkmals eines Repressors, beschrieben in dem Konstrukt der Repressor - Sensitizer (Gordon 1957). Wobei auch hier im Zusammenhang mit der Überichentwicklung die Internalisierung von normativen Standards bei der Affektsozialisation und die mit dieser einhergehende Ausformung von Persönlichkeitsmerkmalen diskutiert werden könnte.

Wir wollen im nächsten Abschnitt verdeutlichen, daß sich das Spektrum des mißerfolgsorientierten, depressiven und chronifizierenden und des erfolgsorientierten "psychisch unauffälligen" Bandscheibenpatienten in einem einzigen motivationstheoretischen Ansatz zur Handlungskontrolle darstellen läßt. Ein Vorteil dieses Ansatzes ist zudem, daß dazu eine Operationalisierung durch einen relativ ökonomischen und gut überprüften Fragebogen, dem HAKEMP von Kuhl (1983) vorliegt.

3.6 Der Handlungskontrollansatz Kuhl's als personnahes leistungsmotivationales Konzept zur Erklärung von Unterschieden bei Personen mit chronifizierendem und nicht-chronifizierendem Schmerz bei Bandscheibenleiden

Kuhl (1983a) hat vor dem Hintergrund der Analyse motivationaler und volitionaler Prozesse ein Persönlichkeitskonstrukt entwickelt, dessen leistungsmotivationale Merkmalsausprägung er anhand bipolarer Dimensionen einer Handlungs- versus Lageorientierung beschreibt. Motivationale und volitionale Prozesse steuern dabei in enger Wechselwirkung mit dem Handlungssystem das emotionale und kognitive System. Dabei lassen sich sowohl positive wie negative Emotionen, bezogen auf Leistungsprobleme und Dysfunktionen in der Handlungsregulation, beschreiben.

Kazen und Kuhl (1989) sehen in der Handlungskontrolltheorie den wesentlichen Unterschied zu Theorien zur Selbstaufmerksamkeit darin, daß für das Entstehen von Lageorientierung und Depression der entscheidende Faktor nicht der Selbstbezug sei, sondern "die Unfähigkeit, sich von alten, nicht mehr zu realisierenden Wunsch- oder Zielvorstellungen abzulösen" (Kazen und Kuhl 1989, S.34).

Im Zusammenhang mit dem streßtheoretischen prozessualen Ansatz Walschburgers, auf den wir noch eingehen, erscheint uns dieses Konzept besonders geeignet zur Analyse differentiell-psychologischer bzw. affektiv-kognitiver und motivationaler Prozesse bei der Handlungsregulation. Da es nicht nur negative Emotionen, Mißerfolgsorientierung und Leistungsdefizite einbezieht, dürfte es auf alle Personen mit Bandscheibenleiden anwendbar sein, also nicht nur auf chronische Schmerzpatienten.

Kuhl und Kraska (im Druck) weisen darauf hin, daß erste Untersuchungen an Kindern zeigen, daß vor allem sozialisationsbedingte Determinanten in der Kindheit zur Entwicklung von Lageorientierung führen könnten, so etwa das Insistieren der Eltern auf Einhaltung moralischer und leistungsbezogener Normen und Erwartungen. Die Entsprechungen zu den tiefenpsychologischen Annahmen der Affektsozialisation bei Rückenschmerz sind offensichtlich.

Auch Kazen und Kuhl (1989, S. 34) betonen besonders die Rolle der Selbstbildkongruenz, die aufgrund des sozialen Drucks eine starke Selbstverpflichtung erzeuge. Diese Selbstverpflichtung erschwere z.B. die Ablösung von nicht zu verwirklichenden Zielen. Den Selbstbezug halten sie für kulturspezifisch für die westliche Kultur, da diese Gesellschaft von ihren Mitgliedern durch sozialen Druck erwarte, daß sie sich gemäß ihrem sozial vermittelten Selbstbild verhalten. Diese Selbstbildkongruenz erzeuge eine starke Selbstverpflichtung.

Hierbei gehen die Überlegungen dieser Autoren nur in Richtung der Lageorientierung, während wir, wie wir dies im vorangehenden Kapitel bereits angedeutet haben, diese starke Selbstverpflichtung ebenso bei Handlungsorientierung - allerdings von ihrer Genese her vermutlich unterschiedlich - sehen.

Dies könnte etwa in dem Sinne geschehen, daß ein besonders stark ausgeprägtes Streben nach Anerkennung ein gemeinsames Merkmal sein könnte, das der Entwicklung einer ausgeprägten (eher dysfunktionalen) Handlungs- und Lageorientierung vorausgeht. Der soziale Druck könnte dabei bei Handlungsorientierung dazu führen, daß negative handlungsbegleitende Emotionen unterdrückt werden, um ein sozial angepaßtes leistungsbetontes Verhalten zeigen zu können. Dieses wird möglicherweise gerade dadurch verstärkt, daß erfolgreiches Blockieren negativer Emotionen die Leistungseffizienz erhöht und dies zusammen mit dem ständigen Bereitsein für neue Ziele die erwünschte Anerkennung bringt. Diese Dissoziation negativer Gefühle kann sich dann allerdings in psychosomatischen Störungen oder Schädigungen niederschlagen.

Naheliegend wäre dabei, daß durch die ständig hohe Erfolgsmotivation und Außenorientierung auf neue Ziele und das ständige Aktivsein besonders das motorische System dysreguliert wird.

Bei Lageorientierung hingegen führt sozialer Leistungsdruck eher zu Mißerfolgsorientierung und Labilisierung und den mit Ängstlichkeit, Unsicherheit und Depressivität verbundenen Verspannungen und vegetativen Störungen.

Die Fixierung auf gegenwärtige, vergangene oder zukünftige Zustände ("Lagen") entwickelt sich dabei nach Kuhl (1983a) sowie Kazén-Saad und Kuhl (1989) zunächst auf einer tieferen, personnäheren Prozeßebene. Dabei werden motivationale und volitionale (selbstregulatorische) Prozesse als psychologische Determinanten beschrieben, die sich in einer Unfähigkeit ausdrücken, sich von nicht realisierbaren Zielen freizumachen.

Volitionale Prozesse stellen dabei selbstregulative Prozesse dar, die momentane aktive Intentionen und Wünsche (bzw. diesen zugrundeliegende kognitive Repräsentationen und Präferenzen) abschirmen gegenüber konkurrierenden Handlungstendenzen, die durch emotionale "Impulse" gespeist werden können.

Im Zusammenhang mit dem nicht gelösten Paradoxon der traditionellen Willenspsychologie, daß je stärker der Wille eines Individuums sei, desto schwächer seine Fähigkeit kontextadäquate, ständig neue Intentionen durchzuführen, bezeichnen Kuhl und Kraska (im Druck) die Lageorientierten als willensstark, da sie eine Intention "übereffizient" aufrechterhalten. Allerdings habe dies den Nachteil, daß die effiziente Durchführung nachfolgender Intentionen verschlechtert werde.

Dieses Aufrechterhalten degenerierter Absichten dürfte einhergehen mit einer Handlungsblockierung aktueller Handlungstendenzen, was mit erhöhter Muskelverspannung verbunden sein dürfte.

Handlungsorientierte zeichnen sich dagegen nach Kuhl und Kraska (im Druck) durch einen flexiblen Willen aus, indem sie sich rasch auf neue Ziele und Intentionen einstellen können.

Liegen diese Ziele in ständig neuen Aufgaben und Herausforderungen, so könnte diese Außenorientierung zu einem Wahrnehmungsdefizit auch von Überforderungen im Muskel-Skelett-System führen.

Bei Personen bei denen eine solche "Überfunktion eines motivationalen Beibehaltungssystems" besteht, das dann zum Perseverieren von unerledigten oder degenerierten Absichten führt, ist das Risiko erhöht, depressive Störungen oder andere Störungen wie Angst- und Zwangsneurosen zu entwickeln. Das Risiko lageorientierter Personen, bei kritischen Lebensereignissen depressive Verstimmungszustände zu entwickeln, ist dabei nach einer Untersuchung von Hautzinger (im Druck) besonders hoch.

Lageorientierte Personen neigen zudem dazu, Handlungsmöglichkeiten mit einer relativ niedrigen Priorität (z.B. eigene und fremde Wünsche, Kann-Anweisungen, im Gegensatz zu Muß-Anweisungen) als hoch selbstverpflichtend aufzufassen (Kazén-Saad und Kuhl 1989). Dieses "Nicht-gewichten-können" zwischen "wichtigen" (muß) und "unwichtigen" (kann) Intentionen führe bei diesen leicht zu einem chronischen Überforderungszustand, da sie ständig an unerledigte Absichten erinnert würden.

Handlungsorientierte Personen hingegen weisen in dieser Untersuchung falsche Verpflichtungen rasch und präzise zurück; dies schützt sie davor, eine übermäßige Anzahl unerledigter Handlungen anzuhäufen.

Bei der Beschäftigung mit Kuhl's Modell fällt auf, daß Handlungsorientierung nur positiv dargestellt wird als zu erreichendes Ziel, während Lageorientierung ausführlich in den negativen Auswirkungen auf die psychische Organisation und die Handlungskontrolle als Dysfunktion beschrieben und experimentell untersucht wird.

Die Differenzierung der Handlungsorientierung im Zusammenhang mit einem vermuteten Wahrnehmungsdefizit für die viscerale und proprioceptive Wahrnehmung, wie sie oben formuliert wurde, entspricht eigenen Überlegungen und bedarf der empirischen und experimentellen Prüfung. Kuhl vertritt ebenfalls die Ansicht, daß eine stark außenorientierte, situationsangepaßte Handlungsorientierung in seinem Modell vorstellbar sei (persönliche Mitteilung). Diese läßt sich ähnlich wie eine stark ausgelenkte Lageorientierung erkennen bei längerem Bestehen in spezifischen dysfunktionalen Abläufen der psychophysischen und der Handlungsorganisation.

So etwa stimmt Kuhl darin überein, daß das ständige handlungsorientierte Ausgerichtetsein auf naheliegende Ziele mit dadurch bedingtem raschem Zielwechsel dazu führen könnte, daß die handlungsbegleitende Selbstwahrnehmung körperlicher Veränderungen z.B. bei Schmerz begleitet von handlungsbeeinträchtigenden negativen Emotionen ständig unterdrückt werden. Dies kann u.a. dazu führen, daß Überlastungen bzw. Daueranspannungen im Muskel-Skelett-System (aber auch in anderen Organsystemen) nicht bewußt wahrgenommen werden. Damit wäre die Wahrscheinlichkeit einer Degeneration des Bandscheibengefüges und eines Prolapses bei dieser Gruppe weniger durch Angst und Mißerfolgserwartung und den damit verbundenen kognitiv-emotionalen Überforderungszustand erhöht als vielmehr durch das Unterdrücken bzw. Nicht-Wahrnehmen dieser negativen Emotionen und damit verbundener kognitiver und somatischer Begleiterscheinungen.

3.6.1 Wie unterscheiden sich handlungs- von lageorientierten Personen bei Schmerz und Bandscheibenleiden?

Daß lageorientierte Personen mit Erfahrungen speziell zum Umfeld Krankenhausbehandlung, Risikooperation und Schmerz in charakteristischer Weise anders umgehen als handlungsorientierte, konnte Kuhl (1984a) in folgender kurz skizzierter Untersuchung belegen:

Dabei wurden Personen, die sich einer Leistenbruchoperation unterzogen, vor und nach der Operation befragt. In der Untersuchung konnte gezeigt werden, daß die lageorientierten Patienten intensivere postoperative Schmerzen angaben und auch deutlich mehr Schmerzmittel verlangten als die handlungsorientierten Patienten. Eine "Ablenkungsintervention" brachte bei den Handlungsorientierten im Vergleich zu einer Kontrollgruppe eine deutliche Reduktion der Schmerzen, nicht jedoch bei den Lageorientierten. Diese hatten zudem größere Angst vor Komplikationen. Insgesamt verhielten sich die Lageorientierten passiv-kontemplativer als Handlungsorientierte.

Die Untersuchung belegt außerdem, daß Lageorientierte auf postoperativen Schmerz emotional stärker reagieren als

Handlungsorientierte. Dies scheint sich besonders bei der
Planung und Durchführung von komplexen Handlungen auszuwirken.

Die Gefahr besteht dann, daß sich diese Personen in einen
"Teufelskreis" verstricken: "Die anfänglich starke Beachtung der bedrohlichen Lage führt zu einer entsprechend
starken emotionalen Reaktion, deren handlungsblockierende
Wirkung wiederum die Chancen einer Überwindung der unangenehmen Lage reduziert und die Aufmerksamkeit noch stärker auf Lageaspekte fixiert. Handlungsorientierte hingegen, die aufgrund ihrer Disposition ohnehin weniger beeinträchtigt zu sein scheinen, sind eher bereit, Anregungen
zur Durchführung von Aktivitäten aufzunehmen, die von
ihrer momentanen Lage ablenken" (Kuhl 1984a, S. 420)

Im Gegensatz zu den Lageorientierten, bei denen im Zusammenhang mit der aktuellen Situation (z.B. Bandscheibenvorfall verbunden mit sonstigen körperlich-vegetativen Beschwerden und Schmerzen) eine erhöhte Selbstaufmerksamkeit
gegeben ist und die sich ständig auch verstärkt emotional
damit auseinandersetzen (und somit aus unserer Sicht auch
eine erhöhte Bereitschaft für die Entwicklung eines chronischen Schmerzgeschehens mitbringen), wäre bei Handlungsorientierung entsprechend zu erwarten, daß sie z.B. auftretende Bandscheibenprobleme und damit verbundene
Schmerzen und emotionale Probleme weitgehend unterdrücken.

In ihrem Streben nach Anerkennung ihrer Taten verschiebt
sich die Aufmerksamkeit rasch auf naheliegende weitere
Handlungsziele. Der ständige Handlungsdruck führt dann
möglicherweise zu einer defizitären Wahrnehmung körperlicher Dysregulationen.

3.7 Der Einfluß von Leistungsmotivation und Handlungskontrolle auf die Belastungsregulation

Bei Rückenschmerz und Bandscheibenleiden wird - wie in den unterschiedlichen Ansätzen deutlich gemacht- psychischer Streß besonders im Zusammenhang mit einer Leistungsproblematik als wesentlicher Bedingungsfaktor einer chronifizierenden Schmerzproblematik beschrieben.

Auch zu den wenig untersuchten Bandscheibenpatienten ohne chronifizierendes Schmerzleiden liegen insbesondere in psychoanalytisch orientierten Arbeiten Hinweise vor, die eine starke Leistungsorientierung auch bei diesen betonen.

Da uns in dieser Arbeit insbesondere der motivationale Aspekt interessiert und dieser eng verknüpft ist mit der Handlungsregulation bzw -dysregulation, soll das Streßkonzept von Walschburger (1989) abschließend diskutiert werden. Walschburgr geht insbesondere auf den interaktiven Einfluß von Persondispositionen im Handlungsgeschehen ein, während etwa das Diathesis-Streß-Modell von Flor (1984), das im Zusammenhang mit Rückenschmerz aktuell diskutiert wird, diese Aspekte weitgehend vernachläßigt. Zudem wurde dies eingegrenzt auf die Entwicklung chronischer Rückenschmerzen entwickelt, während das Modell Walschburgers allgemein für Beanspruchungs-/Belastungsprozesse steht.

Dabei wollen wir in unseren Überlegungen besonders darauf abheben, wieweit ein solches Konzept eine differenziertere Betrachtung der Bewältigungsregulation unter ausdrücklicher Betonung von Persondispositionen bei Bandscheibenleiden allgemein, also nicht nur bei chronifizierendem Schmerzgeschehen, zulassen könnte.

Mit dem ursprünglichen Streßkonzept von Selye (1950) in dem eine situationsunspezifische neuroendokrine Reaktionsstereotypie angenommen wird, haben solche neueren psychologischen Streßkonzepte als Weiterentwicklung des Ansatzes von Lazarus und Launier (1978) dabei nur noch wenig gemeinsam. Stattdessen interessiert nach Walschburger (1989) die Analyse von Bedingungen, Erscheinungsformen und Folgen des Umgangs von Personen mit Belastungen in ihrer Umwelt. Dabei stehen besonders differentiell-psychologische Fragen im Mittelpunkt wie etwa : Welches sind die psychologisch entscheidenden Merkmale der Personen und der Belastungssituationen, die zu einer unterschiedlichen Anfälligkeit führen?

In dem Diathesis-Streß-Modell von Flor wird für chronischen Rückenschmerz beispielsweise angenommen, daß sich dieser aus der Interaktion von "persönlich relevanten streßhaften Lebensereignissen" und "organischen oder psychologischen Bedingungen" entwickelt, und daß unzureichende Bewältigungsfertigkeiten zu intensiven und langanhaltenden Überreaktionen der Rückenmuskulatur führen (Flor, Birbaumer und Turk 1987).

Um dies zu belegen, verwenden die Autoren in ihren Experimenten einminütige Erinnerungsberichte selbstausgewählter subjektiv bedeutsamer, kurz zurückliegender Streßsituationen. Sie diskutieren jedoch nicht weiter die Problematik der Erfassung solch komplexer transaktionaler Prozesse im Geschehensverlauf bzw. ob die "Berichte" die tatsächliche Situation sowohl erlebnispsychologisch als auch physiologisch repräsentieren.

Auch wir legen unseren Überlegungen zur Entwicklung "schädlicher" Muskelverspannungen für das Bandscheibengefüge eine Beanspruchungs- Belastungsproblematik zugrunde. Im Unterschied zu Flor sehen wir den Schwerpunkt jedoch mehr darauf, daß diese Verspannungen wesentlich resultieren aus der ständigen Auseinandersetzung mit Alltagssituationen, wobei eine erhöhte Streßanfälligkeit wiederum von Persondispositionen moduliert wird.

Es sind also nicht nur die "intensiv" und (bewußt) erlebten Streßsituationen mit der Qualität kritischer Lebensereignisse, die Muskelverspannungen wesentlich generieren oder aufrechterhalten, sondern auch die kleinen Mißerfolge aber auch die in vielen Rückenschmerzuntersuchungen ausgeklammerten Erfolge im Alltag.

Diese werden wesentlich von der Leistungsmotivation mitbestimmt, die sich aus dem jeweiligen Beziehungskontext des Lebensfeldes mitentwickelt und ständig auf dessen aktuelle Entwicklung gerichtet ist. Diese Leistungsmotivation hängt wiederum eng mit' der Handlungsregulation und der kognitivemotionalen Bewältigung beim Problemlösen zusammen.

Walschburger (1989), dessen Streßkonzept hier charakterisiert werden soll, hat aufbauend auf das transaktionale Streßmodell von Lazarus und Launier (1978) einen methodischen Ansatz entwickelt, in dem diese Überlegung einer ständigen Auseinandersetzung mit Alltagsbelastungen Berücksichtigung findet.

Auf diesen Ansatz soll etwas ausführlicher eingegangen werden, da in ihm die uns besonders interessierende Frage behandelt wird, wie sich bestimmten psychophysiologischen Regulationsmustern spezifische Bewältigungsmodi und Belastungsbedingungen zuordnen lassen, etwa bei motivationaler Dysfunktion, wie wir sie für Bandscheibenpatienten vermuten. Außerdem werden in diesem, im Unterschied zu anderen Modellen, Persondispositionen als ständig modulierende Faktoren ausdrücklich mit einbezogen.

Einen weiteren Vorteil dieses Modells sehen wir darin, daß
es bei der Analyse der komplexen Abläufe psychologischer
Belastungsregulation in alltäglichen Belastungen nicht
von einem Krankheitskonzept ausgeht. Im Gegensatz zu dem
Modell Flors, das beschränkt auf die chronische Schmerzproblematik entwickelt wurde, bezieht dieses Modell sowohl
Erfolgs- als auch Mißerfolgssituationen im Zusammenhang
mit Leistungsproblemen mit ein. Zusätzlich beinhaltet es
differenzierende Aspekte unterschiedlicher Person-Umwelt-
Beziehungen. Deshalb halten wir diesen Ansatz für besonders geeignet, die psychische Beteiligung an Muskelverspannungsprozessen im Rahmen eines differentiell-psychologischen Gesamtkonzeptes auch für nicht-chronifizierendes
Schmerzgeschehen darzustellen.

Nach Walschburger (1989, S. 4 ff) geschieht menschliches
Handeln in ständiger Auseinandersetzung mit der inneren
und äußeren "subjektiven" Realität eines Menschen in
seiner Umwelt. Problemlösen geschieht dabei als kognitiv-
emotionaler Prozess zum Zwecke der Belastungsregulation,
ist also nicht passives Reagieren auf einwirkende
physikalische Reize. Diese "Handlungen" sind vielmehr entscheidend beeinflußt von Bedürfnisspannungen und Motiven
sowie von mehr oder weniger bewußten Handlungszielen.

Situative Anreize und individuelle Handlungsbereitschaften
können sich dabei gegenseitig aufschaukeln. Dabei können
bei der Abweichung einer Leistung (Ist-Lage) von der an-
gestrebten Leistung (Soll-Lage) sowohl über- als auch
Unterforderungen besonders ausgeprägte Regulationsprozesse
intendieren. Wobei gerade diese Diskrepanz zwischen Ist
und Soll typisch scheint für viele psychische Störungen,
die mit einer Überforderungsproblematik einhergehen, wie
dies etwa bei depressiven Störungen häufig der Fall ist.

Walschburger faßt dabei die Überforderungsregulation als einen dynamischen Prozeß auf. In der Auseinandersetzung mit einer Leistungssituation, deren Überforderungscharakter längere Zeit andauert, können dabei folgende prototypische Bewältigungsstadien unterschieden werden:

Anforderungs-Herausforderungs-Stadium:
Personen zweifeln nicht an ihrem Erfolg, fühlen sich herausgefordert, arbeiten angespannt - dieser erfolgszuversichtliche Bewältigungsmodus dürfte u.a. auch mit einer anhaltenden muskulären Anspannung einhergehen.

Überforderungs-Reaktanz-Stadium:
Bewältigungserfolg wird zunehmend fraglich, diffus-aufgeregte Bewältigungsstimmung mit der Folge der Aktivierung verschiedener kognitiver Prozesse zur Überwindung (Vermeidung-Flucht) des frustrierenden Mißerfolgs. Hier sind viele Strategien möglich, wie etwa verstärkte Wahrnehmung der bedrohten Integrität der eigenen Person, diffus-negative Erregung, differenzierte handlungsbegleitende Emotionen und Kognitionen, wie etwa Ärger über das eigene Versagen oder Furcht vor selbstwertrelevantem Mißerfolg. Dieses Stadium geht z.B. bei mißerfolgsängstlichen Personen bereits mit erhöhter muskulärer Anspannung einher.

Resignations-Hilflosigkeits-Stadium:
Erfolgserwartung, Anspruchsniveau und Anreiz des ursprünglichen Handlungsziels nehmen massiv ab. Alternative Handlungsziele werden erwogen. Bewältigungsmißerfolg wird deutlich, verbunden mit Gefühlen wie Resignation, Deprimiertheit, Hilflosigkeit oder Feindseligkeit. Leistungshandeln findet kaum noch statt. Dieses Stadium dürfte vor allem bei chronischem Schmerzgeschehen mit einhergehender depressiver Symptomatik eine Rolle spielen.

Wie die Belastungsregulation mit Personmerkmalen zusammenhängt, soll abschließend noch kurz anhand weiterer Untersuchungen verdeutlicht werden:

Personmerkmale scheinen die Überforderungsregulation entscheidend zu bestimmen. Dies soll am Beispiel einer vorherrschenden Disposition zur Lageorientierung erläutert werden, mit störungsanfälliger Handlungskontrolle:

Dieser lageorientierte Bewältigungsstil bei der Informationsverarbeitung ist nach Kuhl und Helle (1986) emotional belastend und führt insbesondere bei chronisch überfordernden Lebenssituationen zu depressiven Störungen.

Als Prädiktoren einer aktuellen Überforderungsregulation eignen sich nach einer weiteren Untersuchung von Walschburger et al (1987) zu diesem Themenkreis erlebnispsychologische Kennwerte dabei besser zur Vorhersage als physiologische Kennwerte. Neben der Disposition zur Lageorientierung bzw Handlungskontrolldisposition als bestem Prädiktor für die erlebte Bedrohung in einer Überforderungssituation leisten in dieser Untersuchung, in Übereinstimmung mit der einschlägigen Literatur, die Dispositionen Prüfungsängstlichkeit, depressionsaffine Attributionsstile sowie Streßverarbeitungsstile und Emotionalität in dieser Reihenfolge relevante, jeweils eigenständige Vorhersagen.

Die Übereinstimmung mit den bei Flor, Turk und Birbaumer (1985) genannten Persondispositionen ist deutlich, zeigt jedoch auch, daß diese Dispositionen keinesfalls spezifisch für Überlastung im Rahmen chronischen Schmerzgeschehens sind, sondern allgemein die erlebte Bedrohung in Überforderungssituationen zu modulieren scheinen. Hier bestimmen vermutlich individuelle Unterschiede im Lernen und spezifische Vulnerabilitäten die Organwahl. So etwa reagiert eine Person stärker mit Verspannungen bestimmter Skelettmuskeln, eine andere eher mit dem Blutdruck. Hinzu kommt noch, daß nicht nur der Faktor Person, sondern auch die Situation und die Interaktion zwischen diesen beiden die Qualität der Reaktionen bestimmt (Foerster, Schneider und Walschburger 1983).

In dem von Walschburger vorgeschlagenen prozeßorientierten Verlaufsexperiment zum Beanspruchungs-Belastungsverhalten konnte Hörhöld (1987) zeigen, daß Lageorientierte sowohl in der Herzfrequenz als auch in der hautelektrischen Aktivität eine stärkere pyhsiologische Erregung zeigen (erhöhte Herzrate und spontane Hautleitwertreaktionen). Am Unterarm-Strecker des unbeschäftigten Armes (EMG) ließ sich unter Mißerfolgsbedingungen eine besonders hohe Muskelspannung messen. In dieser Untersuchung ließen sich bei Personen mit einer Disposition zur Handlungsorientierung keine entsprechenden Verspannungen messen.

Entsprechend den von Walschburger unterschiedenen Bewältigungsverläufen, lassen sich die Hinweise zur Affektsozialisation und unsere Überlegungen dennoch in dieses Modell integrieren. Demnach dürften Handlungsorientierte besonders dazu tendieren, sich ständig neuen aufgabenorientierten Herausforderungen zu stellen, die sie erfolgreich bewältigen, da sie sich rasch auf neue Ziele und Aufgaben durch eine effiziente Handlungsorganisation einstellen können, allerdings möglicherweise auf Kosten der Unterdrückung der handlungsbegleitenden "störenden" negativen Emotionen und den daraus folgenden psychophysischen Überforderungsproblemen, wie etwa Muskelverspannungen. Das durchgeführte Belastungsexperiment repräsentiert möglicherweise einen Aufgabentyp, der eher Lageorientierung anspricht und nicht so sehr beispielsweise den Herausforderungscharakter, auf den Handlungsorientierte eher ansprechen.

4. Fragestellung und Hypothesen

4.1 Zusammenfassende Überlegungen zur Fragestellung

Die vorliegende Untersuchung versteht sich als Ergänzung zur psychologischen Erforschung chronischer Rückenschmerzen bei Bandscheibenleiden und hat einen differentiellpsychologischen Schwerpunkt.

Zum chronischen Rückenschmerz überwiegen Forschungsarbeiten, die sich mit der Entwicklung der Schmerzproblematik vor dem Hintergrund der Persönlichkeit, ihrer Lerngeschichte und den psychosozialen Konsequenzen auseinandersetzen. Dabei wird affektiven und kognitiv-evaluativen Systemen im Zusammenhang mit Beanspruchung/Belastung und Verhaltenshemmung eine zentrale Rolle zugeschrieben.

In weiteren Forschungsschwerpunkten wird eine spezifische Empfindlichkeit des unteren Rückens bei chronischen Rückenschmerzpatienten für Streß diskutiert. Dabei werden überdauernde, primär affektive Störungen verbunden mit Ängstlichkeit, Depressivität und emotionaler Labilität angenommen.

Systematische experimentelle Untersuchungen zur Rolle motivationaler Prozesse fehlen bislang, obwohl deren Stellenwert im Zusammenhang mit affektiven Störungen betont wird.

Diskutiert wird verspannungsbedingter chronischer Rückenschmerz überwiegend als primär psychogen bedingtes Leiden im Sinne einer behandlungsbedürftigen neurotischen, depressiven Störung.

Wenig diskutiert ist die Frage, wie sich eine Bandscheiben erkrankung ohne chronifizierendes Schmerzgeschehen entwickelt, und ob auch dabei psychophysische Persondispositionen Muskelverspannungsprozesse aufrechterhalten.

In dieser Arbeit liegt der Schwerpunkt darauf zu überprüfen, ob sich unabhängig von einer sich entwickelnden primären oder sekundären Schmerzproblematik psychophysische Zusammenhänge bei allen Patienten mit akutem und meist langjährig bestehendem Bandscheibenleiden aufzeigen lassen. Wir vermuten daß sich solche differentiell-psychologischen Personmerkmale besonders gut über die Erfassung motivationaler Dysregulationen bei der Handlungskontrolle darstellen lassen.

Solche motivationalen Dysregulationen entwickeln sich im Kontext von Personmerkmalen und deren Interaktion (bzw Transaktion) mit dem familiären und sozialen Feld. Da motivationale Prozesse weitgehend die Handlungsorganisation bestimmen bzw. den Grad der konflikthaften, durch Emotion und Kognition bestimmten Muskelanspannung im Zusammenhang mit verdecktem und offenem Verhalten, müßten differentielle Unterschiede über eine Charakterisierung der Motivationsdynamik bei der Handlungskontrolle darstellbar sein.

Wäre dies so, so müßte sich eine Dysregulation auch bei den Personen mit akuten Bandscheibenerkrankungen aufzeigen lassen, die allgemein als psychisch unauffällig gelten und bei denen keine chronifizierende Schmerzproblematik vorliegt.

Zentrales Anliegen dieser Arbeit ist es also, experimentell zu überprüfen, ob in Abgrenzung zu gesunden Kontrollen sich differentiell unterscheidbare motivationale Prozesse bei Patienten mit chronifizierendem gegenüber denen mit nicht-chronifizierendem Schmerzgeschehen aufzeigbar sind. Daraus ließe sich schließen, daß diese

ätiologisch unterschiedlich begründbaren Dysregulationen
neben anderen Störungen in Organsystemen auch zu den uns
hier interessierenden Muskelverspannungen mit Degenertion
des Bandscheibengefüges beitragen und auf unterschiedliche
Persondispositionen aufbauen.

Einige in der multidisziplinären Rückenschmerzforschung
bereits experimentell wiederholt aufgezeigten psychophysischen Bedingungszusammenhänge, zu denen ein relativer
Konsens besteht, sollen nochmals zusammengefaßt werden, da
unsere Überlegungen zur motivationalen Einwirkung auf
Muskelverspannungsprozesse zum Teil an diese anknüpfen:

(1) Muskelverspannungsprozesse und deren Folgeerscheinungen können als eine der wesentlichen Ursachen degenerativer Veränderungen des Bandscheibengefüges und der Bandscheibe selbst angesehen werden.

(2) Häufige, intensive und/oder langandauernde Verspannungen und Schmerzen im Rücken sind wesentlich psychophysisch
moduliert im Rahmen der Auseinandersetzung Person-Situation-Umwelt. Sie führen zu einem Schmerz-Verspannungs-Schmerz-Zyklus mit eigener Dynamik. Dieser Zyklus
verstärkt bereits vorhandene Tendenzen

(3) Sowohl biologische als auch psychologische und soziale
Bedingungsfaktoren modulieren langfristig und akut die
Entwicklung und Aufrechterhaltung von Störungen und Schädigungen des Bandscheibengefüges über muskuläre Verspannungsprozesse, aber auch über Störungen bei der Ernährung
der Bandscheibe. Dadurch können degenerative Abbauprozesse
beschleunigt werden.

(4) Hervorgerufen werden Anspannung und Verspannung im motorischen System durch die enge Wechselbeziehung zwischen
Affektsystem und Ausdrucksverhalten in Mimik, Gestik und

Körperhaltung. Diese Systeme bestimmen in ständiger Auseinandersetzung im Kontext Person-Situation-Umwelt wesentlich die Entstehung von kognitiv-evaluativen und affektiv-motivationalen Handlungsbereitschaften in der Skelettmuskulatur z.B. bei Angst, Mißerfolg, aber auch Freude/Erfolg usw..

(5) Subjektives Streßerleben bei Beanspruchung/Belastung verstärkt situativen Streß. Fehlhaltungen in Arbeit und Freizeit erhöhen damit zusätzlich das Risiko einer Schädigung bzw verstärkten Degeneration des Bandscheibengefüges.

(6) Eine herabgesetzte Wahrnehmungsfähigkeit der Überlastung/Ermüdung von Organsystemen bzw. Muskeln (als Begleiterscheinung von Streß) und/oder eine mit Streß einhergehende erhöhte/erniedrigte Schmerzschwelle unterstützt solche degenerativen Prozesse.

4.2 Fragestellung und Hypothesen

Zu drei voneinander abhängigen Fragenkomplexen sollen nachfolgende Hypothesen überprüfen:

4.2.1 Fragestellung 1

In den Arbeiten zum chronifizierenden Rückenschmerz wurde der Einfluß affektiver und kognitiv-evaluativer Prozesse besonders herausgearbeitet. Diese sind mit motivationalen Prozessen, die hier interessieren, eng verbunden. Die Motivationsdynamik wurde bislang in die Überlegungen wenig einbezogen. Diese entwickelt sich im Zusammenhang mit handlungsbegleitenden Emotionen und Kognitionen und bestimmt jeweils in der gegebenen Situation, welche Handlungsabsicht sich durchsetzt.

Erste Fragestellung und zentrale Frage dieser Untersuchung ist:

Lassen sich bei allen untersuchten Personen mit akuter Bandscheibenerkrankung bei erkennbarer Muskelverspannung differentiell unterscheidbare Dysregulationen in motivationalen Prozessen der Handlungsregulation aufzeigen, die auf eine unterschiedliche Entwicklung der Motivationsdynamik schließen lassen?

Dies soll exemplarisch mit dem leistungsmotivational fundierten Ansatz von Kuhl zur Handlungs-/ Lageorientierung überprüft werden.

4.2.1.1 Hypothese 1

Personen mit akuten Bandscheibenerkrankungen, bei denen erkennbar Muskelverspannungsprozesse zur Degeneration des Bandscheibengefüges mit beigetragen haben, zeichnen sich durch Dysregulationen im motivationalen System aus. Diese finden ihren Niederschlag in einer ausgeprägten Handlungs- versus Lageorientierung:

Personen mit deutlich chronifizierendem Schmerzgeschehen beurteilen sich mißerfolgs- und lageorientiert, Personen ohne chronifizierendes Schmerzgeschehen erfolgs- und handlungsorientiert. Darin unterscheiden sich beide Gruppen von gesunden Kontrollen. Bei diesen erwarten wir eine ausgewogene Motivationsdynamik und Handlungsregulation.

4.2.2. Fragestellung 2

Unsere zweite Fragestellung richtet sich auf die Gruppe von Patienten mit Bandscheibenerkrankungen ohne chronifizierendes Schmerzgeschehen, zu der kaum psychologische

Untersuchungen vorliegen, da sie als "psychisch gesund" gelten. Sie lautet deshalb:

Durch welche psychophysischen Persönlichkeitsmerkmale zeichnen sich Personen mit Bandscheibenerkrankungen aus, bei denen sich trotz längerem Bestehen des Leidens kein chronifizierendes Schmerzgeschehen entwickelt?

Da zu diesem Personenkreis kaum experimentellen Standards entsprechende Untersuchungen mit Mehrebenenanalysen vorliegen, in denen Besonderheiten in psychophysischen Personmerkmalen und psychosozialen Charakteristika beschrieben werden, stützen wir uns auf die wenigen Hinweise der dargestellten, meist psychoanalytisch orientierten Arbeiten, insbesondere zur Affektsozialisation und Motivationsdynamik, um unsere Hypothese zu entwickeln.

Wie man sich vorstellen könnte, daß bei dieser Gruppe eine eher erfolgsorientierte Leistungsmotivation mit ausgeprägter Handlungsorientierung vorherrscht, haben wir im Zu-sammenhang mit der Affektsozialisation kurz ausgeführt. Als motivationale Triebfeder wurde dabei ein durch emotional-kognitive Defizite spezifisch ausgeprägtes Streben nach Anerkennung diskutiert. Dieser Sozialisationsprozeß zeichnet sich möglicherweise bei diesen Personen besonders dadurch aus, daß sie gelernt haben, nur dann Anerkennung zu bekommen, wenn sie erfolgreich tätig sind und dabei negative Gefühle – auch da, wo sie angemessen erscheinen – zu unterdrücken. Diese Annahmen lassen sich auch mit Überlegungen zur Selbstaufmerksamkeit vereinbaren. Dabei werden internalisierte normorientierte Standards für unterschiedliche Selbstbewertungsprozesse verantwortlich gemacht. So etwa könnten "erfolgsorientierte" Rückenschmerzpatienten familiäre/gesellschaftliche Normen in ihrer emotional-motivationalen Entwicklung besonders stark übernommen haben, die vorschreiben, eigene negative Emotionen zu unterdrücken und nur positive zuzulassen.

Begleitet werden kann dies durch ein Wahrnehmungsdefizit für Muskelverspannungen, da bei ständig außenorientierter Zielsetzung die Selbstwahrnehmung für körperliche Prozesse eingeschränkt sein dürfte. Streßbedingt könnte auch die Wahrnehmungsschwelle von Muskelverspannungsprozessen erhöht sein. Auf die oben erwähnten normorientierten Standards könnte auch die beobachtete Tendenz zurückzuführen sein, körperliche Beschwerden und bereits gegebene Schädigungen des Bandscheibengefüges eher zu bagatellisieren.

4.2.2.1 Hypothese 2

Personen mit einem Bandscheibenleiden ohne Tendenz zur Chronifizierung des Schmerzgeschehens schätzen sich deutlich handlungsorientiert ein. Einhergehend mit dieser Handlungsorientierung beschreiben sie sich in Personmerkmalen insgesamt normorientiert, also "psychisch unauffällig", dabei jedoch "positiver" als gesunde Kontrollen.

Trotz der - aufgrund der akuten Behandlung eines Bandscheibenvorfalls - gegebenen Beschwerden und Beeinträchtigungen beschreiben sie ihr aktuelles körperliches und psychisches Befinden als normal und stabil, dadurch entsteht der Eindruck, daß objektivierbare Beschwerden bagatellisiert werden.

Im Gegensatz zu einer normorientierten Selbstbeurteilung der Erregungs/Hemmungsdimension lassen sich auf der psychophysiologischen Ebene Anzeichen von Aktiviertheit erkennen.

4.2.3 Fragestellung 3

Mit Romano und Turner (1985) gehen wir davon aus, daß es sich bei einer chronifizierenden Schmerzproblematik immer um ein komplexes Geschehen handelt, auch dürfte bei einer Subgruppe dieses Personenkreises eine klinisch zu behandelnde Depression gegeben sein. Hingegen halten wir die Ansicht von Blumer und Heilbronn (1988), daß ein chronifizierendes Schmerzgeschehen eine eigene nosologische Einheit des depressiven Syndroms darstelle, für wenig begründet. Auch denken wir, daß der Begriff "larvierte Depression" leicht zu Mißverständnissen führen kann. Er sollte deshalb nicht im Zusammenhang mit ätiologischen Überlegungen zur Entwicklung chronifizierender Rückenschmerzen verwendet werden.

In kognitionstheoretischen und verhaltensmedizinischen Ansätzen werden zum Teil übereinstimmend mit tiefenpsychologischen Annahmen, neben mangelnden Resourcen an Bewältigungsfertigkeiten und Anzeichen von Überforderung, Persondispositionen wie Ängstlichkeit, emotionale Labilität und Depressivität als in besonderer Weise mit Anspannung und Verspannung einhergehend beschrieben.

Schmerzprobleme verbunden mit solchen Charakteristika lassen sich nach Knorring et al (1983) bei neurotisch-reaktiven depressiven Personen besonders häufig finden. Bei diesen lassen sich neurosenpsychologisch-ätiologische Überlegungen anstellen, die sich nicht von denen zum chronifizierenden Rückenschmerz unterscheiden. Wieweit diese beiden Personengruppen in Personmerkmalen und in ihrem aktuellen Befinden vergleichbar sind, wurde bislang überwiegend theoriegeleitet beschrieben, aus klinischen Befunden oder durch Beschreibung von chronischen Rückenschmerzpatienten, nicht jedoch in einem direkten Vergleich sorgfältig parallelisierter Patientengruppen.

Unsere dritte Fragestellung lautet deshalb:

Beschreiben sich Personen, die sich wegen einer akuten Bandscheibenerkrankung bei deutlich chronifizierendem Schmerzgeschehen in stationärer Behandlung befinden, in leistungsthematischen, psychophysischen Personmerkmalen und in ihrem aktuellen Befinden in gleicher Weise wie stationär behandelte neurotisch depressive Personen?

4.2.3.1 Hypothese 3

Personen mit akutem Bandscheibenleiden bei deutlich chronifizierendem Schmerzgeschehen unterscheiden sich in einer Mehrebenenanalyse in motivationalen-aktionalen, kognitiv-emotionalen und psychophysiologischen Variablen in gleicher Weise von gesunden Kontrollen wie neurotisch-depressive Personen:

Wie diese geben sie in Selbstbeurteilungsfragebögen psychophysische Dysregulationen im Sinne einer neurotisch-depressiven Störung an, mit vielen körperlichen Beschwerden, hoher Depressivität, Ängstlichkeit emotionaler Labilität und einer "aktiven Verhaltenshemmung" (hohe Erregbarkeit/ Emfpindlichkeit bei starker Gehemmtheit). In der Beurteilung ihrer psychosozialen Einbindung, Lebenszufriedenheit und subjektiv erlebten Beanspruchung/Überforderung gleichen sie sich ebenfalls.

Auch bei direkter Erfassung psychophysiologischer Variablen der Elektrodermalen Aktivität (EDA) lassen sich der neurotischen Depression analoge Muster eines erniedrigten Hautleitfähigkeitsniveaus (SCL) erkennen, bei rascher Habituation der Orientierungsreaktion (aktive Inhibition) und geringen Fluktuationen (SFL).

5. Methodik

5.1 Planung und Rahmen für die Untersuchung

Alle Untersuchungen wurden im psychophysiologischen Forschungslabor der Arbeitsgruppe Klinische Psychophysiologie im PLK Weissenau, Psychiatrie I der Universität Ulm durchgeführt. Diese psychophysiologische Untersuchungseinheit wurde 1980 im Rahmen des Sonderforschungsbereichs 129 der Universität Ulm aufgebaut, um differentiell-diagnostische Fragestellung zu einer Mehrebenenanalyse bei depressiven Syndromen zu bearbeiten (siehe dazu Straub 1988, Straub und Hole 1989).

Im Rahmen dieser Forschungsarbeiten wurde ein Routineverfahren mit psychophysiologisch fundierter Mehrebenenanalyse entwickelt. Dieses Untersuchungsinstrument wurde für die akuten Bandscheibenpatienten übernommen, da Untersuchungen, insbesondere zur Low Back Pain Forschung belegen, daß chronische Rückenschmerzpatienten ähnliche Charakteristika aufweisen wie depressive Patienten. Da Kopfschmerz und Rückenschmerz bzw. chronifizierendes Schmerzgeschehen bei depressiver Entwicklung relativ häufig vorkommt, setzten wir uns mit dieser Thematik auseinander (z.B. Straub 1985).

Die neurologischen Abteilung des Landeskrankenhauses Weißenau übernimmt Bandscheibenpatienten mit neurologischer Problematik, meist nach erfolgter Operation, zur Nachbehandlung. Diese Patienten baten wir um Teilnahme an der Untersuchung.

Die Auseinandersetzung mit praktisch-klinischen Erfahrungen und Verfahren zur Schulung der Körperwahrnehmung in Verbindung mit Gestaltarbeit weckten letztlich das Interesse an der Grundfrage dieser Untersuchung.

Ab 1987 wurden dann Untersuchungen mit Bandscheibenpatienten der neurologischen Abteilung routinemäßig eingeführt. Ein Mitarbeiter der Arbeitsgruppe Klinische Psychophysiologie nahm regelmäßig an der Besprechung neu aufgenommener Patienten teil, so daß die Patienten alle erfaßt werden konnten. Dadurch wurde der Untersuchungszeitpunkt besser abschätzbar, ab dem die Patienten in der Lage waren, die ca. halbstündige psychophysiologische Untersuchung im Sitzen durchzuhalten.

5.2 Beschreibung der verwendeten Untersuchungsverfahren

Das zur Routineuntersuchung depressiver Patienten entwickelte Untersuchungsinstrument zur Mehrebenenanalyse differentiell-psychophysiologisch relevanter Daten wurde inhaltlich in Voruntersuchungen mit Bandscheibenpatientinnen überprüft. Es erschien für die Bearbeitung der Fragestellung geeignet, da es die bei Rückenschmerzpatienten und Schmerzpatienten bislang als relevant angesehenen intraindividuellen state- und traitorientierten Dispositionen, Symptome und Befindlichkeiten und deren Interaktion mit interpersonellen Faktoren des psychosozialen Bereichs, wie sie in Kapitel 2 und 3 charakterisiert sind, hinreichend erfragt bzw. erfaßt.

Diese Bereiche werden - so ist dies für chronische Rückenschmerzpatienten mit Bandscheibenleiden bereits in zahlreichen Untersuchungen belegt - als Triade aus körperlich-vegetativen Beschwerden, emotionaler bzw psychophysischer Labilität, Ängstlichkeit und depressivem Verhalten umschrieben (Personmerkmale), verbunden mit dem Erleben von Überlastung und der Beeinträchtigung der Leistungsmotivation bei geringer Lebenszufriedenheit, Gesundheitssorgen und eingeschränkter sozialer Kompetenz (Situations- und Umweltfaktoren).

Zu folgenden Meßebenen werden im Rahmen dieser "Routineuntersuchung", Daten erhoben:

(1) motivationale Ebene	
Handlungsorientierung	(HOM)
(2) kognitiv-emotionale Ebene	
depressive Symptomatik	(SDS)
Ängstlichkeit -	(STAIG)
emotionale Stabilität -	(FPI-R N)
Aggressivität -	(FPI-R 6)
(3) Lebenseinstellung	
Einschätzung der Lebenszufriedenheit -	(FPI-R 1)
(4) Beanspruchungs/Belastungsverhalten	
Einschätzung von Überforderung	(FPI-R 7)
d.h. nicht überfordert, wenig beansprucht	
(5) psychosoziale Ebene	
soziale Orientierung -	(FPI-R 2)
Offenheit/Zugeben kleiner Schwächen	(FPI-R 10)
versus eher verschlossen, an Umgangs normen orientiert	
(6) Körperbeschwerden/Gesundheitssorgen	
psychovegetative Beschwerden -	(BL')
	FPI-R 8)
Gesundheitssorgen	(FPI-R 8)
(7) Verhaltenshemmung/Erregbarkeit	
Gehemmtheit/Kontaktscheu	(FPI-R 4)
versus ungezwungen, kontaktbereit	
Erregbarkeit/Empfindlichkeit	(FPI-R 5)
versus ruhig, gelassen.	
(8) Psychophysiologische Ebene (EDA)	
Habituation der Orientierungsreaktion	(Hab)
Niveau	(SCL)
Spontane Fluktuationen (Ruhe)	(SFL)

Tabelle 5.1: Überblick zu den in der Mehrebenenanalyse erhobenen Variablen der unterschiedlichen Untersuchungsverfahren

5.2.1. Motivationale und volitionale Ebene (Handlungskontrolle):

5.2.1.1 Der HAKEMP-Fragebogen zur Erfassung der Handlungskontrolle

Der Fragebogen zur Erfassung der Handlungskontrolle (HAKEMP) wurde von Kuhl (1983) als Selbstbeurteilungsverfahren entwickelt. Dieser besteht in seiner ursprünglichen Form aus den Subskalen HOP/LOP (planungsbezogene Handlungs-/Lageorientierung), HOM/LOM (mißerfolgsbezogene Handlungs/Lageorientierung) und HOE/LOE (erfolgsbezogene Handlungs-/Lageorientierung) mit jeweils 20 Items. Für jedes Item muß die Person eine von zwei Antwortalternativen ankreuzen. Wir verwendeten eine unveröffentlichte Version (HAKEMP 85) ohne die Subskala HOP/LOP.

Dieser Fragebogen ist nach Kuhl geeignet für psychologische Fragestellungen, bei denen es darum geht, den Grad der Handlungskontrolle nach Mißerfolgserlebnissen sowie in Entscheidungs- und Handlungsprozessen zu erfassen. Die HOM-Subskala hat sich dabei besonders gut bei der Vorhersage von generalisierten Leistungsdefiziten nach Mißerfolg bewährt.

Lageorientierte (Personen mit niedrigen HOM-Werten) haben, entsprechend der Erläuterung von Kuhl zum Fragebogen, beim Verfolgen neuer Ziele oder bei der Bearbeitung einer Testaufgabe weniger Kontrolle über das Auftreten von Kognitionen, die sich auf die durch zurückliegende Mißerfolgserfahrungen eingetretene innere und äußere Lage beziehen, und die im Hinblick auf die effiziente Bearbeitung der neuen Aufgabe einen störenden Einfluß ausüben.

Die Skala HOP gibt Hinweise auf den Zusammenhang zwischen dem Grad der Intention zur Ausführung von (freiwilligen)

Aktivitäten und dem Ausmaß der tatsächlichen Ausführung. Dabei sind Korrelationen zwischen Intention und Ausführung größer bei Personen mit hohen HOP-Werten (Handlungsorientierten) im Vergleich zu Lageorientierten (dazu Kuhl und Beckmann, in Vorbereitung). Diese Skala werden wir bei unserer Analyse jedoch weniger berücksichtigen.

Kennwertbildung: Die beiden Subskalen HOM (Handlungs/-Lageorientierung nach Mißerfolgserfahrung) und HOP (Grad der Entscheidungs- und Handlungsplanung) umfassen jeweils 20 Situationsbeschreibungen. Jeder Situation folgen zwei Antwortalternativen, wobei die eine handlungsorientiertes und die andere lageorientiertes Verhalten beschreibt. Es werden die angekreuzten handlungsorientierten Antwortalternativen mit einem Punkt gewertet. Der Summenwert für jede Subskala liegt also zwischen 0 und 20. Die Items werden anhand eines Auswertungsschlüssels den Subskalen zugeordnet.

5.2.2 Kognitv-emotionale Ebene

5.2.2.1 Depressivität

Die **Self-Rating Depression Scale (SDS)** wurde von Zung (1965) als klinisches Instrument entwickelt. Der Fragebogen besteht aus 20 Items, die sowohl die körperlich-vegetativen als auch die psychischen Begleitsymptome von depressivem Verhalten erfassen. Zehn Behauptungen sind krankheits-, weitere zehn gesundheitsorientiert.

Kennwertbildung: Die Items werden mittels Schablone auf einer 4 stufigen Skala quantifiziert, dementsprechend reichen die Punktwerte von 20 bis 80. Gesamtrohwerte unter 40 sprechen dabei gegen eine depressive Symptomatik.

5.2.2.2 Angst/Ängstlichkeit

Das State-Trait-Angst-Inventar (STAI) wurde von Laux, Glanzmann, Schaffner und Spielberger (1981) als deutsche Adaptation der amerikanischen Version von Spielberger und Mitarbeitern entwickelt. Der Selbstbeurteilungs-Fragebogen besteht aus zwei Skalen mit jeweils 20 Items, die zum einen die Zustandsangst (state) und zum anderen Ängstlichkeit als überdauernde Eigenschaft erfassen sollen. In die Auswertung bezogen wir die Ängstlichkeit (STAIG-X2) ein.

Kennwertbildung: Mit Hilfe einer Schablone werden die von 1 bis 4 abgestuften Antworten der sowohl in Richtung Angst als auch Angstfreiheit formulierten Feststellungen ausgewertet. Die Spannweite der möglichen Werte der beiden Skalen reicht dabei jeweils von minimal 20 bis maximal 80. T-transformierte Normtabellen für unterschiedliche Altersgruppen liegen vor.

5.2.3 Körperliche Beschwerden

Die Beschwerden-Liste (B-L') von v. Zerssen (1976) erfaßt das Ausmaß subjektiver Beeinträchtigung durch körperliche und Allgemeinbeschwerden in 24 Items und wird vorwiegend bei psychiatrischen/psychosomatischen Beeinträchtigungen angewendet. Testgütekriterien liegen vor allem für diesen Bereich vor. Neben diesem klinischen Fragebogen werden in den FPI-R-Skalen zusätzlich körperliche Beschwerden (FPI-R 8) und Gesundheitssorgen (FPI-R 9) erfaßt.

Kennwertbildung: Zur Quantifizierung der 24 Items gehen die Antwortmöglichkeiten von 0 bis 3, so daß ein Punktwert zwischen 0 und 72 erreicht werden kann. Vergleichswerte zu einer Eichstichprobe (M=14,26; s=10,75), sowie zu verschiedenen klinischen Gruppen liegen vor.

5.2.4 Persönlichkeitsmerkmale :

5.2.4.1 Das Freiburger Persönlichkeitsinventar (FPI-R)

In den 10 Skalen der revidierten Form des Freiburger Persönlichkeitsinventars (Fahrenberg, Hampel und Selg, 4. revidierte Auflage, 1984) wurden von den Autoren neben den weitgehend nach Itemkorrektur belassenen bewährten Dimensionen Gehemmtheit, Erregbarkeit, Aggressivität, körperliche Beschwerden, Offenheit und den beiden Zusatzskalen Extraversion und Emotionalität Bereiche ersetzt.

Neu aufgenommen wurden die Bereiche Lebenszufriedenheit, Soziale Orientierung, Leistungsorientierung, Beanspruchung/Belastung und Gesundheitssorgen. Insbesondere das Interesse der Autoren, mit diesem revidierten Fragebogen Belastungs-Beanspruchungs-Prozesse in Zusammenhang mit einer psychophysiologisch orientierten Persönlichkeitsforschung erfassen zu wollen, ließ diesen Fragebogen besonders geeignet erscheinen für unsere Thematik. Er erfaßt sowohl die Selbstbeurteilung der Erregungs/Hemmungsdimension, die im Zusammenhang mit einer psychophysiologischen Betrachtungsweise der vermuteten Verhaltenshemmung bei chronischen Bandscheibenpatienten uns interessiert als auch Aussagen zur Beanspruchungs- und Leistungsthematik.

Kennwertbildung: Die Items werden bezogen auf die zwölf Dimensionen des FPI-R mit Schablonen ausgezählt. Die Rohwerte werden dann mit Hilfe alters- und geschlechtskorrigierter Normentabellen in Stanine Werte mit einem Mittelwert von 5 und einer Standardabweichung von 2 umgewandelt.

5.2.5 Psychophysiologische Ebene (Reaktivität)

Die psychophysiologischen Variablen wurden im psychophysiologischen Labor der Arbeitsgruppe klinische Psychophysiologie des PLK Weissenau abgeleitet. Als Laborrechner standen eine MINC 11 zur Versuchssteuerung, sowie eine PDP 11/44 von DEC (Digital Equipment Corporation) zur computerunterstützten Erfassung und Verarbeitung eines Teils der Biosignale sowie der Reaktionskennwerte zur Verfügung.

Erfaßt wurden routinemäßig die Biosignale Elektrodermale Aktivität (EDA), der Fingerpuls zur Erfassung der Herzrate (EKG) und die Atmung. Diese wurden polygraphisch aufgezeichnet.

5.2.5.1 Elektrodermale Aktivität (EDA)

Die Erfassung der EDA-Werte erfolgte durch Handauswertung auf den polygraphischen Aufzeichnungen und richtete sich nach den Kriterien, wie sie z.B. bei Shandry (1981, S. 171) zu finden sind. Demzufolge wurde ein Amplitudenkriterium von 0.01 µmho gewählt. Die Form der Amplitude wurde überprüft, um Bewegungsartefakte auszuschließen. Bei überlappenden Ausschlägen innerhalb eines 2 Sekunden-Kriteriums wurde der extrapolierte Verlauf als Basis gewählt, ansonsten die ursprüngliche Grundlinie.

Als Elektroden wurden 0,5 cm^2große Silber/Silberchlorid (Ag/AgCl) Elektroden der Fa IVM Healdsbrug California verwendt. Die Elektroden wurden mit einer isotonischen Elektrodencreme der Firma Hellige gefüllt und an den mittleren Phalangien des Zeige- und Mittelfingers mittels Kleberingen angebracht. Die Aufzeichnung der Signale erfolgte mittels eines Hautleitwertkopplers (Nachbau des

Leitwertkopplers des ehemaligen Projektes C21 des SFB 115 "Klinische Psychophysiologie" (Thom, Andresen, Stemmler) mit einer Zeitkonstante von τ = 10 sec, getrennt nach phasischem und tonischem Anteil auf einem Hellige Polygraphen. Die untere 3 dB Grenzfrequenz des Kopplers beträgt fg = 22 Hz. Die Elektrodenfläche wird durch den Koppler auf 1 cm^2 normiert.

Kennwertbildung: Der Hautleitwert bzw. **Skin conductance level (SCL)** wurde am Anfang und am Ende der 3 Minuten dauernden Ruhephase und am Ende des direkt anschließenden Habituationsexperimentes erfaßt.

Spontane Fluktuationen (SFL) wurden in der Ruhephase und während des Habituationsexperimentes zwischen den Zeiten, in denen keine reizbezogenen Reaktionen erwartet wurden, erfaßt.

Die Reaktionen bzw. **Skin conductance reactions (SCR)** wurden im Habituationsexperiment jeweils von 0,5 sec bis 4 sec nach einem Ton als solche gewertet. Habituation wurde angenommen, wenn auf drei aufeinander folgende Töne keine Reaktion zu messen war. Gezählt wurden die Anzahl der Reize bis zur Habituation. Das Amplitudenkriterium für die Wertung einer Reaktion war 1 Kohm.

Für die Reaktionen auf die Töne wurde ein niveaubezogener Amplitudenwert gebildet. Der Niveauwert (SCL) vor der Reaktion und im Maximum der Reaktion wurden voneinander subtrahiert.

5.2.5.2 Herzrate und Atmung

Die Herzrate (HR) wurde mit einem Fingerpulsaufnehmer (photoelektrisch) an der Fingerbeere des Ringfingers der nicht-dominanten Hand erfaßt und fortlaufend polygraphisch aufgezeichnet.

Die **Atmung** wurde durch einen unelastischen Atemgürtel der Firma ZAK (Piezo Abnehmer mit Zeitkonstante von $\tau = 10$ sec) erfaßt, der die abdominale Umfangsänderung maß. Der Atemgürtel wurde einige Zentimeter oberhalb des Bauchnabels angelegt. Das Signal wurde mit einem Hellige DC-Vorverstärker EKG/Puls verstärkt und anschließend auf dem Hellige Polygraphen aufgezeichnet.

Kennwertbildung: Die Herzraten (HR) wurden kontinuierlich polygraphisch dargestellt. Die fortlaufend gemittelten Werte, die am Polygraphen angezeigt wurden, wurden in regelmäßigen Abständen auf das Ableitepapier abgeschrieben.

Die Registierung der Atmung und der Herzrate diente der Artefaktkontrolle für die EDA. Weitere Berechnungen wurden damit nicht vorgenommen.

5.3 Durchführung der Untersuchung - Untersuchungsablauf

Die Untersuchung wurde wegen der meist gegebenen Schmerzen beim Sitzen und sonstiger Beinträchtigung der Patientinnen auf zwei Zeitpunkte verteilt. Am Tag vor der Untersuchung im psychophysiologischen Labor füllten die Patientinnen die trait-orientierten Fragebögen aus. Dies waren der FPI-R (Fahrenberg et al 1984) und der HAKEMP (Kuhl 1985), bestehend aus den beiden Subskalen HOM (Handlungsorientierung bei Mißerfolg) und HOP (Handlungsorientierung prospektiv), sowie der Fragebogen zur Trait-Angst (Laux, Glanzmann, Schaffner und Spielberger 1981).

Bei der Kontrollgruppe fanden alle Untersuchungen am gleichen Tag statt, da diese nur einmal einbestellt werden konnten.

Direkt vor der Routineuntersuchung im psychophysiologischen Labor wurden die Fragebögen zur State-Angst (Laux, Glanzmann, Schaffner und Spielberger 1981), zu den körperlichen Beschwerden (B-L' nach von Zerssen, 1976) und zur Depressivität (Self-Depression-Scale nach Zung 1965) vorgelegt.

Danach wurden die Elektroden an der nicht-dominanten Hand (mittlere Glieder des Zeige- und Mittelfingers) angelegt. Nach der Feststellung der Hörschwelle wurde die Instruktion für das Habituationsexperiment gegeben. Nach einer Entspannungsmusik von 2 Minuten folgte dann eine Ruheableitung von 3 Minuten. Anschließend begann das Habituationsexperiment mit der Darbietung von 10 Tönen mit 1000 Hz, 80 dB, gefolgt von 3 Tönen mit 800 Hz, 80 dB. Die Tondauer betrug jeweils 1 Sekunde mit einem Interstimulusintervall zwischen 15 und 25 Sekunden. Abschließend wurde eine Nachbefragung durchgeführt.

5.4 Charakterisierung der Untersuchungsstichproben

5.4.1. Diagnostische Eingrenzung bei den Patientinnen mit Bandscheibenleiden

Die Patientinnen mit Bandscheibenleiden wurden nach folgenden Kriterien eingegrenzt:
Es sollte eine nicht traumatisch durch eine Wirbel- oder Bandscheibenverletzung bedingte Bandscheibendegeneration (Diskose) vorliegen, die sich der ICD Diagnose 329.10 zuordnen läßt.

Ausgeschlossen werden sollten Fehlbildungen und juvenile Aufbaustörungen, sowie entzündliche Prozesse und Tumoren. Zudem sollte sich die Untersuchung nur auf das ohnehin häufigste Lumbalsyndrom beschränken. Hier widerum betreffen ca 98% aller Diskushernien die Höhen LWK5/SWK1 und LWK4/LWK5 (Krämer, 1986, S.202).

Die Patienten wurden überwiegend wegen einer neurologischen Nachbehandlung nach Operation übernommen. Es lagen also überwiegend bereits diagnostizierte Wurzelreizsyndrome oder Sensibilitätsstörungen, Reflexdifferenzen oder Paresen vor, die aufgrund eines akuten oder langjährig bekannten Geschehens sich entwickelt hatten, also aufgrund einer festgestellten Bandscheibenvorwölbung (Protrusio) oder eines Bandscheibenvorfalls (Prolaps). Zum Teil mußte dies erst diagnostisch eingegrenzt werden.

Da diesen akuten Bandscheibenerkrankungen häufig durch altersbedingte Abbauprozesse weitere degenerative Prozesse überlagert sind, wurden folgende weiteren Erst- oder Zweitdiagnosen zugelassen:

- Degenerierende Zwischenwirbelscheiben (Osteochondrosis intervertebralis, Diskusarthrose)

- Abnutzung der Wirbelrandzacken (sekundäre spondylotische Veränderungen)
- Wirbelgleiten (Spondylolisthesis).

5.4.2 Überlegungen und Gründe für die Auswahl von Frauen mit Bandscheibenleiden für die experimentelle Untersuchung

In die Untersuchung wurden nur Frauen einbezogen. Wir gehen davon aus, daß sich die psychophysischen und psychosozialen Probleme bei Männern und Frauen mit chronifizierenden Rückenleiden erheblich unterscheiden. Geschlechtsspezifische Aussagen können deshalb zunächst genauere Aufschlüse über biopsychosoziale Zusammenhänge geben.

In unserer Untersuchung gab es jedoch pragmatische Gründe, die dieser Auffassung entgegenkamen. Zum einen wurden etwas mehr Frauen wegen Bandscheibenleiden in der neurologischen Abteilung nachbehandelt, ein Hauptgrund war jedoch, daß es uns dadurch möglich wurde, eine genaue Parallelisierung zur Gruppe depressiver Patientinnen vorzunehmen, zu der es einen großen Datenpool zur Routineuntersuchung bereits gab. Außerdem lagen uns wesentlich mehr Routineuntersuchungen von gesunden Frauen für die Kontrollgruppe vor.

Ein großer Teil der Rückenschmerzpatienten der neurologischen Abteilung des Psychiatrischen Landeskrankenhauses Weißenau wird zur Nachbehandlung kurz nach erfolgter Bandscheibenoperation vom Elisabethenkrankenhaus Ravensburg übernommen. Ein weiterer Teil der Patienten wird in der neurologischen Abteilung nach diagnostischer Abklärung konservativ behandelt oder einer Operation zugeführt und anschließend zur Nachbehandlung zurückübernommen.

Wir vermuten, daß in die neurologische Abteilung des Landeskrankenhauses eher die "schwierigeren" Patienten übernommen werden. Der Großteil der Patienten wird nach Operation in Kurkliniken verlegt. Durch diese Selektion dürfte die Untersuchungsstichprobe wenig repräsentativ sein. Dies wirkt sich vermutlich besonders stark bei der Population der Patientinnen mit Bandscheibenerkrankungen ohne chronifizierendes Schmerzgeschehen aus. Der Anteil von Rückenschmerzpatientinnen mit chronifizierendem Schmerzgeschehen oder sonstigen mit diesem Geschehen nicht unmittelbar zusammenhängenden psychosozialen Auffälligkeiten und Problemen dürfte aufgrund dieser besonderen Aufnahmebedingungen etwas höher sein als in der Gesamtpopulation aller behandelten Patienten mit Bandscheibenerkrankungen (ICD-310.10).

Berücksichtigt werden muß ebenfalls die Quote von Patientinnen, die eine Untersuchung ablehnten (ca. ein Drittel der befragten Patientinnen), was ebenfalls zu einer systematischen Selektion in unserer Stichprobe geführt haben dürfte. So etwa war häufiger eine deutliche Abwehr gegenüber jeder Form von psychologischer Untersuchung zu hören, mit Bemerkungen wie etwa: man habe doch nichts Psychisches und der Arzt wisse schon, wie er helfen könne, das genüge. Wir vermuten, daß diese Abwehr besonders von eher handlungsorientierten Bandscheibenpatientinnen ohne chronifizierendes Schmerzgeschehen erfolgte.

5.4.2.1. Vorgehen bei der Zuordnung zu den Gruppen chronifizierendes (C) versus nicht-chronifizierendes (NC) Schmerzgeschehen bei akuter Bandscheibenerkrankung

Nach Übernahme/Aufnahme und diagnostischer Zuordnung, wurden die Patientinnen, die der Arzt für geeignet hielt, sobald sie in der Lage waren zu sitzen, über die Untersuchung informiert und um Teilnahme gebeten.

Soweit bereits möglich, wurde vom behandelnden Arzt ein Gesamturteil zur Zuordnung "Chronisch" oder "Nicht-Chronisch" erfragt. Wegen der großen Arbeitsbelastung der Ärzte wurde dann, meist erst bei Entlassung, ein Kurzfragebogen vorgelegt, der dieses Gesamturteil etwas differenzierter bestätigen sollte.

Da es dennoch vorkam, etwa wegen eines Wechsels des betreuenden Arztes und der fehlenden Zeit für ein Gespräch oder der raschen Entlassung oder Verlegung des Patienten, daß keine zuverlässige Zuordnungsgrundlage anhand psychosozialer Daten zu den beiden Gruppen vorlag, wurde nach Entlassung anhand eines umfangreicheren Fragebogens eine Krankengeschichtenanalyse von uns selbst durchgeführt . Darin sollten sowohl differenzierte Angaben über die neurologische Diagnostik, die Genese der Bandscheibenerkrankung, über sonstige Erkrankungen, über die klinische Symptomatik bei Aufnahme und bei Entlassung, über die medikamentöse Therapie und über den Therapieerfolg usw. erfaßt werden. Auf diesem Bogen wurden neben Angaben zur sozialen Situation, kritische Lebensereignisse und Kriterien (soweit berichtet) erfaßt, die beim behandelnden Arzt zur Beurteilung mit beigetragen hatten, neben dem klinischen Gesamteindruck zur Persönlichkeit der meist psychotherapeutisch ausgebildeten Ärzte.

5.4.2.2 Behandlungsart und -häufigkeit bei den beiden Gruppen mit Bandscheibenleiden (NC - C)

Bei allen Patientinnen erfolgte die Übernahme oder Überweisung aufgrund akuter neurologischer Beschwerden bei nachgewiesenem oder fraglichem Bandscheibenvorfall.

Bedingt durch den Übernahmemodus zur Nachbehandlung nach erfolgter Bandscheibenoperation lassen sich drei Behandlungsarten in der neurologischen Abteilung unterscheiden: Neben der konservativen Therapie, die bei 18 Patientinnen (50%) nach erfolgter neurologischer Diagnostik durchgeführt wurde, gab es drei Patientinnen (8%), bei denen während der konservativen Behandlung die Entscheidung zur Operation getroffen wurde. 15 Patientinnen (42%) wurden acht bis zehn Tage nach Operation aus der Neurochirurgie zur Nachbehandlung übernommen.

		Art der Behandlung		
		Konservativ	vor OP	nach OP
Gruppe	36	18 (50%)	3 (8%)	15 (42%)
NC	18	6 (33%)	2 (11%)	10 (56%)
C	18	12 (67%)	1 (6%)	5 (28%)

Tabelle 5.2: Art der stationären Behandlung bei den beiden Patientengruppen mit akuter Bandscheibenerkrankung

Tabelle 5.2 verdeutlicht die Verteilung der drei Behandlungsarten auf die beiden Gruppen mit Bandscheibenerkrankungen bei nicht-chronifizierendem (NC) und chronifizierendem (C) Schmerzgeschehen. Es ist zu sehen, daß der Anteil von Patientinnen mit chronifizierendem Schmerzgeschehen (C) bei der konservativen Behandlung mit zwölf (67%) gegenüber einer Anschlußbehandlung nach Operation (fünf

Patienten bzw 28%) höher liegt, während der Anteil bei Patientinnen mit akutem Bandscheibenleiden bei nicht chronifizierendem Schmerzgeschehen (NC) gerade umgekehrt ist. Bei diesen wurden zehn Patientinnen (56%) nach Operation zur Nachbehandlung verlegt und sechs Patientinnen (33%) konservativ behandelt. Die Prüfung mit dem Chi^2-Test (p= .133, df=2) ergibt keinen statistisch signifikanten Unterschied.

		Häufigkeit der Behandlung			
		1x	2x	3x	4x
Gruppe	36	22 (61%)	13 (36%)	0	1 (3%)
NC	18	10 (56%)	8 (44%)	0	0
C	18	12 (67%)	5 (28%)	0	1 (6%)

Tabelle 5.3: Anzahl der stationären Behandlungen bei den beiden Patientengruppen mit akutem Bandscheibenleiden

Die Anzahl bereits früher erfolgter stationärer Behandlungen ist in Tabelle 5.3 dargestellt. 22 Patientinnen (61%) wurden erstmals behandelt, davon zehn (56%) der Gruppe mit nicht-chronifizierendem Schmerzgeschehen (NC) und 12 (67%) der Gruppe mit chronifizierendem Schmerzgeschehen (C). 13 (36%) Patientinnen unterzogen sich bereits der zweiten stationären Behandlung, davon acht (44%) der Patientinnen mit nicht-chronifizierendem Schmerzgeschehen und fünf (28%) der Gruppe mit chronifizierendem Schmerzgeschehen. Nur bei einer Patientin der Gruppe C waren bereits vier Behandlungen durchgeführt worden. Bei dieser Frau, bei der drei operative und eine konservative Behandlung durchgeführt wurden, war neben einer depressiven Entwicklung bei chronischem Partnerkonflikt und erheblichen sozialen Problemen auch eine Schmerzmittelabhängigkeit gegeben.

5.4.2.3 Ort und Art des akuten Bandscheibenleidens

Gruppe 36	Ort der Bandscheibenerkrankung			
	L 3/4	L 4/5	L5/S1	L4/5/S1
	2 (6%)	13(36%)	19(53%)	2 (6%)
NC 18	0	8(44%)	10(56%)	0
C 18	2(11%)	5(28%)	9(50%)	2 (11%)

Tabelle 5.4: Ort der Bandscheibenerkrankung bei den beiden Patientengruppen mit akutem Bandscheibenleiden

Wie Tabelle 5.4 zeigt, hatten 13 Patientinnen (davon 8 der Gruppe NC und fünf der Gruppe C) ihre Bandscheibenerkrankung im Lendenwirbelbereich L4/5, 19 Patientinnen (davon zehn der Gruppe NC und neun der Gruppe C) im Bereich L5/S1. Nur zwei Patientinnen der Gruppe C im Bereich L3/4 und bei zwei Patientinnen dieser Gruppe lag eine doppelte Störung in den Bereichen L4/5/S1 vor.

Gruppe 36	Art der Bandscheibenerkrankung			
	Prolaps	Protrusio	WRS	andere
	22(61%)	5(14%)	5(14%)	4(11%)
NC 18	14(78%)	2(11%)	2(11%)	0
C 18	8(44%)	3(17%)	3(17%)	4(22%)

Tabelle 5.5: Art der Bandscheibenerkrankung bei den beiden Patientengruppen mit akutem Bandscheibenleiden

In Tabelle 5.5 ist zu sehen, daß bei 14 Patientinnen der Gruppe NC und acht Patientinnen der Gruppe C ein Prolaps vorlag. Bei jeweils zwei der Gruppe NC wurde eine Protrusion oder ein Wurzelreizsyndrom (WRS) diagnostiziert, bei der Gruppe C bei jeweils drei Patientinnen. In dieser Gruppe hatten vier Patientinnen weitere Diagnosen, wie etwa Osteochondrose, Narbenbildung, Spinale Enge und Spondylose.

5.4.2.4 Gesamt- und akute Schmerzdauer, Schmerzmittelabusus

Bei der Frage nach der Gesamtdauer immer wieder auftretender Schmerzen im Rücken, gab über die Hälfte der Patientinnen (57%) an, erheblich länger als drei Jahre bereits an wiederkehrenden Rückenschmerzen zu leiden.

		Gesamtschmerzdauer in Monaten		
		< 11	> 12-36	> 37
Gruppe	35	5 (14%)	10 (29%)	20 (57%)
NC	17	3 (18%)	7 (41%)	7 (41%)
C	18	2 (11%)	3 (17%)	13 (72%)

Tabelle 5.6: Geschätzte Gesamtschmerzdauer bei den beiden Patientengruppen mit akutem Bandscheibenleiden

Wie Tabelle 5.6 zeigt, geben dies 13 (72%) der Patientinnen mit chronifizierendem Schmerzgeschehen (C) an. Bei diesen geht die Spanne über 20 Jahre bei einem Mittelwert von 9 Jahren. Bei den sieben (42%) Patientinnen aus der Gruppe NC liegt die mittlere geschätzte Dauer wiederkehrender Rückenschmerzen demgegenüber bei sechs Jahren.

Akute Schmerzen, die zur stationären Behandlung geführt haben, verteilen sich, wie Tabelle 5.7 zeigt, bei den chronischen Bandscheibenpatientinnen (C) zwischen 1 und 14 Monaten. Bei der Gruppe ohne chronifizierendes Schmerzgeschehen (NC) hingegen liegt der Schwerpunkt mit 15

Patientinnen (83%) auf einer kurzen Schmerzdauer von 1--3
Monaten (Chi²=7.49, df=2, p=.024*).

		akute Schmerzdauer in Monaten		
		1 - 3	4 - 8	9 - 14
Gruppe	36	22 (61%)	9 (24%)	5 (15%)
NC	18	15 (83%)	2 (11%)	1 (6%)
C	18	7 (39%)	7 (39%)	4 (22%)

Tabelle 5.7: Akute Schmerzdauer, die zur stationären Aufnahme geführt hat bei den beiden Patientengruppen mit akuter Bandscheibenerkrankung

Diesen statistisch signifikanten Unterschied interpretieren wir im Zusammenhang mit der Verlegungs- bzw Aufnahmepraxis und den dadurch bedingten diagnostischen Unterschieden und den Unterschieden in der Behandlungsart und der Art des akuten Bandscheibenleidens. Dabei überwiegt bei den Patientinnen ohne Chronifizierungstendenz (NC) deutlich die Übernahme nach Operation nach akutem Prolaps bei relativ kurzer akuter Schmerzdauer.

Beh.	NC		C	
art	\ Monate			
	1 - 3	4 -	1 - 3	4 -
Op	9 (50%)	3 (17%)	0 (0 %)	5 (28%)
K	4 (22%)	2 (11%)	7 (39%)	6 (33%)

Tabelle 5.8: Aufteilung nach akuter Schmerzdauer in Abhängigkeit von der Behandlungsart Operation (Op) oder konservativen Behandlung (K)

Eine Aufteilung nach akuter Schmerzdauer und Behandlungsart in Tabelle 5.8 verdeutlicht diesen Zusammenhang. Patientinnen mit chronifizierendem Schmerzleiden wurden in dieser Stichprobe häufiger konservativ behandelt. Die wenigen, die operiert wurden, hatten eine relativ lange akute Schmerzdauer (Chi²= 4.46, df=1, p= .036*).

Die Angaben zum Schmerzmittelmißbrauch sind unzuverlässig. Die tatsächliche Zahl dürfte höher liegen. Bei 6 (33%) der Patientinnen mit chronifizierendem Schmerzgeschehen war ein Abusus deutlich, mit bereits erheblichen körperlichen Störungen wie Leber-/Nierenschäden usw., während uns bei Patientinnen ohne chronifizierendes Schmerzgeschehen keiner bekannt wurde.

5.4.2.5 Psychosomatische Störungen und Erkrankungen

Da psychosomatische Störungen und Erkrankungen nur explorativ erfragt wurden, liegen auch hier keine zuverlässigen Angaben vor. Dennoch wird in Tabelle 5.9 deutlich, daß von Patientinnen mit chronifizierender Schmerztendenz häufiger multiple Beschwerden und Erkrankungen angegeben werden, bzw aus dem Krankenblatt bekannt sind:

Nur bei fünf Patientinnen der Gruppe NC konnten eine oder mehrere psychosomatische Störungen oder Erkrankungen eingegrenzt werden, wie etwa Hypotonie, Hypertonie, Adipositas,

	NC	C
Psychosom. Störungen, Erkrankungen	5 (28%)	11 (61%)
Schwere körperliche Erkrankungen	0	4 (22%)
keine Angaben	13 (72%)	3 (17%)

Tabelle 5.9: Angaben zu psychosomatischen Störungen und Erkrankungen bei den beiden Gruppen mit Bandscheibenleiden

Migräne, Spannungskopfschmerz und Gastritis, hingegen keine psychiatrischen Behandlungen. Demgegenüber konnten bei 11 Patientinnen der Gruppe C psychosomatische Störungen und Erkrankungen eingegrenzt werden. Neben den oben genannten Störungen und Erkrankungen wurden zusätzlich Allergien, Schilddrüsenerkrankungen und Gürtelrose genannt.

Bei fünf dieser Patientinnen lagen zudem behandlungsbedürftige depressive Störungen vor, die wiederholt schon zu einer psychiatrischen oder psychotherapeutischen Behandlung geführt hatten und zur antidepressiven medikamentösen Behandlung. Bei vier weiteren lagen schwere körperliche Erkrankungen (z.T. bedingt durch Medikamenteneinnahme) vor. Nur bei drei Patientinnen dieser Gruppe lagen somit keine Angaben über psychosomatische Erkrankungen oder Störungen vor (Chi^2=12.5; df=2; p=.002**).

5.4.2.6 Angaben über den Behandlungserfolg bei Entlassung

Der Behandlungserfolg wurde aus dem Krankenblatt nach Angaben des behandelnden Arztes erhoben. Eine Verschlechterung (4) nach Behandlung wurde in keinem Fall angegeben.

	NC	C
gute Besserung (1)	9 (50%)	2 (11%)
mäßige Besserung (2)	6 (33%)	12 (67%)
ungebessert (3)	3 (17%)	4 (22%)

Tabelle 5.10: Angaben zum Behandlungserfolg bei Entlassung

Wie aus Tabelle 5.10 zu ersehen ist, wurde bei neun Patientinnen (50%) der Gruppe NC eine gute Besserung (1) angegeben, hingegen nur bei zwei der Gruppe C (11%). Eine mäßige Besserung (2) wurde bei sechs Patientinnen (33%) der Gruppe NC angegeben und bei zwölf Patientinnen (67%) der Gruppe C. Ungebessert wurden drei Patientinnen (17%) der Gruppe NC entlassen und vier Patientinnen (22%) der Gruppe C. Dieser Unterschied im Behandlungserfolg vor allem bedingt durch die gute versus mäßige Besserung ist statistisch auf dem 5% Niveau signifikant (Chi^2= 6.60; df=2; p=.037*).

5.4.3 Auswahlkriterien und Überlegungen zur Parallelisierung mit einer Kontrollgruppe Gesunder und einer Gruppe stationär depressiver Patientinnen

In den Untersuchungen zum chronischen Rückenschmerz wird insbesondere die Einwirkung psychosozialer Faktoren bei der Entwicklung eines chronifizierenden Schmerzgeschehens hervorgehoben. Diese sind experimentell kaum konstant zu halten, um den Einfluß der besonders interessierenden Persönlichkeitsmerkmale untersuchen zu können; dies auch wegen des interaktiven Geschehens Person-Situation-Umwelt.

Eine grobe Eingrenzung dieser Faktoren erscheint uns dennoch sinnvoll. Diese wollen wir dadurch erreichen, daß wir neben dem Geschlecht Faktoren auf der lebensgeschichtlichen Zeitachse berücksichtigen und im Lebensfeld durch Parallelisierung des Lebensalters und der Schulbildung und, soweit bekannt, der kritischen Lebensereignisse, wie etwa familiären und Arbeitsplatzproblemen.

Wir gingen bei Planung der Untersuchung davon aus, daß sich Patientinnen mit chronifizierendem Bandscheibenleiden (C) von solchen ohne Chronifizierungstendenz (NC) durch höheres Alter und in psychosozialen Faktoren wesentlich unterscheiden würden, was sich dann nicht bestätigte. Dies ist jedoch der Grund dafür, daß wir jeder Gruppe eine Kontrollgruppe gegenüberstellten.

Der Gruppe von Bandscheibenpatientinnen mit chronifizierendem Schmerzgeschehen (C) stellten wir zur Überprüfung der "Depressionshypothese" zusätzlich eine ebenfalls nach diesen Kriterien parallelisierte Gruppe stationär behandelter depressiver Frauen gegenüber, mit der Diagnose neurotische Depression (ICD-9:300.4).
Auf diese Weise erhielten wir fünf Vergleichsgruppen.

5.4.3.1 Beschreibung der Stichproben gesunder Kontrollen und Auswahlkriterien

Die Routineuntersuchung wurde im Rahmen unserer Forschungsarbeiten zum Thema Depression und Beanspruchungs-/Belastungsverhalten in verschiedenen experimentellen Untersuchungen wiederholt vorgeschaltet. Dabei suchten wir über Zeitungsannoncen freiwillige Teilnehmerinnen, die weder in psychiatrischer noch psychotherapeutischer Behandlung sein sollten. Aus diesem großen Datenpool suchten wir geeignete Kontrollpersonen für die vorliegende Untersuchung aus.

Da wegen der hohen Prävalenz von Rückenschmerz und Bandscheibenleiden zu erwarten war, daß relativ viele "gesunde Kontrollen" ein Bandscheibenleiden aufweisen würden oder auch gravierende psychosomatische Störungen, bildeten wir zunächst 3 Gruppen:

Eine Gruppe enthielt Personen, die weder Rückenbeschwerden noch gravierende psychosomatische Störungen oder Erkrankungen wie etwa Migräne, Spannungskopfschmerzen, Colitis, Schilddrüsendysfunktionen usw. angaben. Dies war ungefähr die Hälfte der ca. 50 untersuchten Personen.

Eine zweite Gruppe enthielt Personen die vorübergehende Rückenbeschwerden berichteten, bei denen jedoch keine Bandscheibenerkrankung vorlag und auch keine gravierenden psychosomatischen Störungen oder Erkrankungen. Diese sollten nur dann in die Untersuchung einbezogen werden, wenn kein entsprechender Paarling aus Gruppe 1 zu finden war.

Eine dritte Gruppe enthielt schließlich die Personen mit Rückenschmerz, bekanntem Bandscheibenvorfall und gravierenden psychosomatischen Störungen oder Erkrankungen. Dies waren immerhin 25 % aller Personen. Diese wurden aus der Untersuchung ausgeschlossen.

Da auch die Prävalenz für depressive Störungen in dieser Altersgruppe relativ hoch ist, wurden alle Frauen mit einem Depressionsscore über 40 im SDS (entspricht einer leichten depressiven Symptomatik) aus der Untersuchung ausgeschlossen.

5.4.3.2 Beschreibung der Stichprobe depressiver Patientinnen und Auswahlkriterien

Aufgenommen wurden nur Patientinnen mit der Diagnose neurotische Depression (ICD-9:300.4) oder depressive Reaktion. Eine Eingrenzung der bei depressiven Patienten meist zusätzlich vorliegenden multiplen psychosomatischen Störungen oder Erkrankungen konnte dabei nicht berücksichtigt werden, ebensowenig das Vorliegen einer suicidalen Problematik. Hingegen wurde versucht, Alter, Familienstand und Schulabschluß/Ausbildungsniveau möglichst genau zu parallelisieren.

5.5 Untersuchungsdesign

Durch die genaue Parallelisierung der Variablen Alter, Schulbildung, Familienstand und Beruf soll erreicht werden, daß die psychosozialen Entwicklungsprozesse, die mit Persönlichkeitsmerkmalen im Wechselprozeß stehen und die in bestimmten Lebensabschnitten kummulierenden kritischen Lebensereignisse bei Berufs- und Partnerwahl sowie Familiengründung und sonstigen Belastungen zumindest ein auf der Zeitachse vergleichbares psychosoziales Erfahrungsfeld bei den unterschiedlichen Gruppen bilden. Dadurch erwarten wir uns, daß die spezifische Ausformung und Beteiligung der uns interessierenden Persönlichkeitsmerkmale an diesem Prozeß besser abschätzbar wird.

Sowohl der Gruppe mit Bandscheibenerkrankung und chronifizierendem Schmerzgeschehen (C) als auch der Gruppe mit Bandscheibenerkrankung ohne chronifizierendem Schmerzgeschehen (NC) wurde eine genau parallelisierte Gruppe gesunder Kontrollen gegenübergestellt (Kc und Knc). Der Gruppe mit Bandscheibenleiden und chronifizierendem Schmerzgeschehen (C) wurde zusätzlich eine genau parallelisierte Gruppe depressiver Patientinnen (D) mit der Diagnose neurotische Depression oder depressive Reaktion gegenübergestellt, bei der allerdings der berufliche Status bei der Parallelisierung nicht berücksichtigt werden konnte.

Bis zum Zeitpunkt der Auswertung konnten so in die 5 Gruppen mit matched pairs jeweils 18 Personen mit weitgehend vollständigen Datensätzen einbezogen werden. Einige Versuchspersonen konnten zwar die Fragebögen im Liegen ausfüllen, wurden jedoch dann überraschend entlassen, so daß keine psychophysiologische Untersuchung mehr möglich war.

5.5.1 Soziodemographische Daten

Die vollständigen Angaben zur Parallelisierung entsprechend den soziodemographischen Daten befinden sich im Anhang.

	NC	Knc	C	Kc	D
Alter	43,6	43,3	46,3	44,9	46,5
Range	31-64	30-58	25-62	27-62	24-63

Tabelle 5.11: Mittleres Alter und Spannweite (Range) in den 5 Untersuchungsgruppen

Wie Tabelle 5.11 verdeutlicht, weisen Bandscheibenpatientinnen mit chronifizierender Schmerztendenz (C) ein etwas höheres durchschnittliches Alter (46,3 Jahre) auf als die Gruppe (NC) ohne chronifizierende Schmerztendenz (43,6 Jahre). Da die Kontrollpersonen des zur Verfügung stehenden Datenpools insgesamt etwas jünger sind, ergab die Parallelisierung nach dem Alter einen mittleren Altersunterschied von 1.4.

	NC	Knc	C	Kc	D
Familienstand:					
ledig	1	2	1	3	3
verheiratet	14	12	11(-4)	12	11
getrennt/gesch.	2	4	5(+4)	2	3
verwitwet	1	0	0	1	2

Tabelle 5.12: Verteilung des Familienstandes in den 5 Gruppen. Bekannte chronische Partnerkonflikte in Klammern

Beim Familienstand überwiegt der Anteil der Verheirateten bei beiden Gruppen mit Bandscheibenleiden, wie aus Tabelle

5.12 zu ersehen ist. Der Anteil der (bekannt) getrennt lebenden oder geschiedenen Partner liegt bei den Patientinnen der chronischen Gruppe (C) etwas höher.

Berücksichtigt man die zusätzlich vier bekannten chronischen Partnerkonflikte und faßt diese in einer Gruppe mit den getrennt und geschieden lebenden Personen zusammen, so wird in Tabelle 5.13 der hohe Anteil an Personen mit gegenwärtigen und vergangenen Partnerproblemen bei der chronischen Gruppe (C) im Vergleich zur nicht-chronischen Gruppe (NC) deutlich. Dieser Unterschied ist statistisch bedeutsam ($Chi^2=6.79$; $p=.034*$).

	NC (18)	C (18)
ledig/verwitwet	2 (11%)	2 (11%)
verheiratet ohne bekannten Partnerkonflikt	14 (78%)	7 (39%)
chronischer Partnerkonflikt bekannt, getrennt, geschieden	2 (11%)	9 (50%)

Tabelle 13: Vergleich des Familienstandes unter Berücksichtigung von Partnerproblemen bei den beiden Gruppen mit Bandscheibenerkrankungen

Da die Angaben zum Teil aus Krankengeschichten entnommen sind, zum Teil auch in einer kurzen Nachexploration erhoben wurden, bleibt unsicher, wie hoch der Anteil der tatsächlich bestehenden Partnerprobleme, die nicht angegeben wurden bei den beiden Gruppen ist.

Deutlich ist, daß in Übereinstimmung mit Untersuchungen zum chronischen Rückenschmerz der Anteil von Personen mit bekannten Partnerproblemen bei den Patientinnen mit chronifizierendem Bandscheibenleiden (C) auch in unserer Untersuchung erhöht ist.

	NC	C
Schulbildung:		
Hauptschule	10	11(3)
Realschule	5	4(2)
Gymnasium	3	3(3)

Tabelle 5.14: Schulbildung bei den beiden Gruppen mit Bandscheibenleiden. Die Zahlen in Klammern geben an, wieviele Personen die Schule ohne Abschluß verlassen haben.

Vergleicht man die beiden Gruppen C und NC nach Schulbildung, so sind diese sich, wie Tabelle 5.14 zeigt, ähnlich. Der Anteil der Hauptschüler ist in beiden Gruppen am größten. Auffällig ist hier, daß fast die Hälfte der Gruppe C die Schule ohne Abschluß verlassen hat (Zahlen in Klammern).

Prüft man - unabhängig von der Schulart - die Zahl der Personen mit abgeschlossener Schulausbildung gegenüber denen ohne Abschluß bei den beiden Gruppen mit Bandscheibenleiden, so unterscheiden sich Patientinnen mit chronifizierendem Schmerzgeschehen sehr signifikant (Chi^2= 10.28; p= .001**) durch abgebrochene Schulausbildungen.

In ihrer beruflichen Situation unterscheiden sich die Gruppen vom sozialen Status her wenig. Auffällig ist der mit sechs gegenüber drei doppelt so hohe Anteil an Hausfrauen bei der nicht-chronischen Gruppe (NC) und der etwas höhere Anteil an Facharbeiterinnen oder diesen entsprechend qualifizierten Tätigkeiten wie Chefsekretärin, MTA usw. gegenüber Arbeiterin, Verkäuferin usw. bei der chronischen Gruppe (C). In dieser Gruppe sind zudem vier Frauen aktuell arbeitslos.

Zusammenfassender Vergleich der Charakteristika der beiden Gruppen mit Bandscheibenleiden

Während sich Patientinnen beider Gruppen überwiegend zum ersten Mal in stationärer Behandlung befanden, unterscheiden sich Patientinnen mit chronifizierendem Schmerzgeschehen vor allem dadurch, daß bei ihnen mehr konservative Behandlungen durchgeführt wurden und ihre Gesamtschmerzdauer länger war, außerdem auch die akute Schmerzdauer bei den wenigen, die operiert wurden. Entlassen wurde die Mehrzahl der chronischen Patientinnen mit dem Therapeutenurteil "mäßige Besserung" gegenüber einer überwiegend "guten Besserung" bei den Patientinnen mit nichtchronifizierendem Schmerzgeschehen.

Auch im psychosozialen Bereich, verbunden mit beruflichen, privaten und gesundheitlichen Belastungen, geben die Patientinnen mit chronifizierendem Schmerzgeschehen deutlich mehr Probleme an. Patientinnen der chronischen Gruppe zeichnen sich beispielsweise durch Schulabbrüche unabhängig von der Schulart aus, sowie durch mehr aktuelle Partnerkonflikte. Auch beruflich deuten sich Unterschiede anM; so sind in dieser Gruppe mehr ungelernte Berufe und 4 zur Zeit arbeitslose Patientinnen zu finden, gegenüber Facharbeiterniveau in der anderen Gruppe ohne Arbeitslosigkeit. Auch wurden relativ viele psychosomatische Störungen und Erkrankungen bekannt. Die 5 Patientinnen mit depressiven Störungen und die 6 mit bekanntem Tablettenabusus gehörten ausschließlich der chronischen Gruppe an.

5.6 Verwendete statistischen Verfahren

Alle Berechnungen wurden mit dem auf einem PC der Arbeitsgruppe klinische Psychophysiologie installierten Statistiksystem (CSS- Complete Statistical System by StatSoft

Inc 1989) durchgeführt. Zur Einarbeitung in die angewandten statistischen Prüfverfahren wurde auf Bortz (1989) und Siegel (1976) rekurriert.

Bei den standardisierten Variablen der Selbstbeurteilungsverfahren wurde von intervallskalierten Daten ausgegangen und nach Prüfung auf Normalverteilung mit dem Kolmogoroff-Smirnoff-Test wurden parametrische Statistikverfahren und Stichprobenkennwerte berechnet (Mittelwerte, Streuungen, einfaktorielle Varianzanalysen, Produkt-Moment-Korrelationen). Bei den psychophysiologischen Variablen wurde Ordinalskalenniveau angenommen und die entsprechenden nichtparametrischen Stichprobenkennwerte und Statistikverfahren berechnet (Median, Chi^2-Test, Zwei-Weg-Rangvarianzanalyse nach Friedman, Ein-Weg-Rangvarianzanalyse nach Kruskal und Wallis H-Test, Spearman Rang-Korrelations-Koeffizient). Die diesen Verfahren angemessenen Prüftests, die im Statistiksystem CSS angeboten werden (z.B Einzelvergleiche signifikant unterschiedlicher Prüfgruppen je nach a priori oder post hoc Annahmen mit der Option planned comparison mit dem Scheffé-Test oder Newman-Keuls Verfahren bei parametrischen Varianzanalysen), wurden durchgeführt.

Das von uns verwendete matched-pairs-design mit gleicher Zellbesetzung von jeweils n=18 Personen pro Gruppe entspricht einem varianzanalytischen Versuchsplan, bei dem je nach inhaltlichen Hypothesen und Gruppenvergleich einfaktorielle Varianzanalysen berechnet wurden.

Die Nullhypothese soll dann verworfen werden, wenn die Irrtumswahrscheinlichkeit kleiner oder gleich 5% ist. Signifikante Differenzen sind in den Tabellenbei $p \leq .05$ mit * gekennzeichnet, bei $p \leq .01$ mit ** und bei $p \leq .001$ mit ***. Signifikante Differenzen sind bei $p \leq .05$ mit * gekennzeichnet, bei $p \leq .01$ mit **. Bei $.05 > p \leq .10$ nehmen wir einen Trend an.

6. Ergebnisse

6.1 Zum Unterschied der motivationalen Dysregulation bei Personen mit und ohne chronifizierendes Schmerzgeschehen und akuter Bandscheibenerkrankung

Hypothese 1

Personen mit akuten Bandscheibenerkrankungen, bei denen erkennbar Muskelverspannungsprozesse zur Degeneration des Bandscheibengefüges beigetragen haben, zeichnen sich durch Dysregulationen im motivationalen System aus. Diese finden ihren Niederschlag in einer ausgeprägten Handlungs- versus Lageorientierung:

Personen mit deutlich chronifizierendem Schmerzgeschehen beurteilen sich mißerfolgs- und lageorientiert, Personen ohne chronifizierendes Schmerzgeschehen erfolgs- und handlungsorientiert. Darin unterscheiden sich beide Gruppen von gesunden Kontrollen. Bei diesen erwarten wir eine ausgewogene Motivationsdynamik und Handlungsregulation.

Zur statistischen Prüfung läßt sich die Hypothese in zwei gerichtete Subhypothesen aufteilen. Die a priori festgelegte Richtung der Subhypothesen erlaubt eine einseitige statistische Prüfung.

Für die beiden Bandscheibengruppen wurden getrennte Parallelisierungen nach Alter, Geschlecht sowie Schulbildung/Beruf mit einer jeweils eigenen Kontrollgruppe Gesunder durchgeführt. Die so parallelisierten Gruppen wurden mit t-Tests für abhängige Stichproben bzw. matched pairs auf Unterschiede geprüft. Die Entscheidung, ob es sich bei den Stichproben um abhängige oder unabhängige Stichproben handelt, ist zwar letztlich inhaltlich begründet, dennoch sprechen trotz strenger Parallelisierung

Gründe dafür, diese wie unabhängige Stichproben zu betrachten. Deshalb wurden jeweils zusätzlich t-Tests für unabhängige Stichproben gerechnet.

Die motivationale Dysregulation wurde mit dem Subtest HOM des HAKEMP von Kuhl erfaßt. Ein niedriger Wert entspricht dabei einer Lageorientierung, ein hoher Wert einer Handlungsorientierung.

Nullhypothese:	Alternativhypothese:
$HOM_{NC} = HOM_{K_{NC}}$	$HOM_{NC} < HOM_{K_{NC}}$
$HOM_C = HOM_{K_C}$	$HOM_C > HOM_{K_C}$

Wir nehmen a priori an, daß Bandscheibenpatientinnen mit einem chronifizierenden Schmerzgeschehen (C) deutlich lageorientiert sind im Vergleich zu gesunden Kontrollen K_C). Patientinnen mit einem Bandscheibenleiden ohne chronifizierendes Schmerzgeschehen (NC) müßten sich hingegen durch eine ausgeprägte Handlungsorientierung im Vergleich zu gesunden Kontrollen (K_{NC}) unterscheiden.

Motiva-tionale Kompo-nente	Gruppenvergleiche					
	NC n=18	K_{NC} n=18	t-Test	C n=18	K_C n=18	t-Test
HOM	M=13,17 s=3,93	M=9,76 s=3,27	t(df 17)= 2,55 p= ,011* (einseitig)	M=7,89 s=3,76	M=10,94 s=3,86	t(df 17)=-2,98 p= ,004** (einseitig)

Tabelle 6.1 : t-Tests zwischen den jeweils nach Alter und Bildungsstand mit gesunden Kontrollen parallelisierten Gruppen von Patientinnen mit akutem Bandscheibenleiden bei nicht-chronifizierendem (NC versus K_{NC})) und deutlich chronifizierendem Schmerzgeschehen (C versus K_C)), bezüglich des Subtests HOM (Handlungsorientierung bei Mißerfolg)

In Tabelle 6.1 sind die Mittelwerte, Streuungen und t-Testergebnisse dargestellt. Da gerichtete Hypothesen

vorliegen, wurden die Signifikanzwerte für einseitige
Testung angegeben. Die Voraussetzungen zur Durchführung
eines t-Tests (Bortz, 1989, S.172) wurden geprüft (Normalverteilung der Daten und homogene Varianzen bei gleich
großen Stichproben).

Abbildung 1 verdeutlicht nochmals die Unterschiede auf
einen Blick:

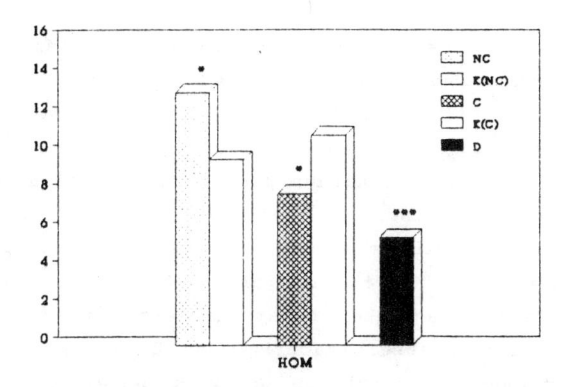

Abbildung 1; Mittelwerte der fünf Gruppen im Subtest HOM des HAKEMP-Fragebogens.
Signifikante Unterschiede sind mit * verdeutlicht.

Erwartungsgemäß weisen Patientinnen mit nicht-chronifizierendem Bandscheibenleiden (NC) die höchsten Werte im HOM
(M_{NC}=13.17) auf. Sie unterscheiden sich dabei signifikant
sowohl unter der Annahme abhängiger (p= .011) als auch
unabhängiger Stichproben (p= .003) von gesunden Kontrollen
(M_{KNC}=9,67), während sich Patientinnen mit chronifizierendem Bandscheibenleiden (C) durch die niedrigsten
Werte auszeichnen (M_C=7,89) und sich darin sehr signifikant (p= .004) von gesunden Kontrollen (M_{KC}=10,94)
unterscheiden, bei Annahme unabhängiger Stichproben signifikant (p= .011). Damit läßt sich in beiden Gruppen die
Nullhypothese zurückweisen. Die Mittelwerte der gesunden
Kontrollgruppen liegen zwischen den beiden Extremgruppen.

6.2 Psychophysische Persönlichkeitsmerkmale bei Personen mit akuter Bandscheibenerkrankung ohne chronifizierendes Schmerzgeschehen (NC) im Vergleich zu gesunden Personen (K_{NC})

Die **Nullhypothese** lautet: Bandscheibenpatientinnen ohne Tendenz zu chronifizierendem Schmerzgeschehen unterscheiden sich nicht von gesunden Kontrollen.

Zur Entwicklung der Alternativhypothesen sollen folgende Überlegungen nochmals kurz erläutert werden:
Den wenigen empirischen Untersuchungen zu Personmerkmalen bei dieser Gruppe folgend, sowie den allgemeinen leistungsmotivationalen Annahmen zur Affektsozialisation, erwarten wir eine generell "positive" erfolgs- und normorientierte Selbstdarstellung, weiterhin, daß gegebene Beeinträchtigungen durch die akute Erkrankung und körperliche Beschwerden eher bagatellisiert werden. Speziell negative handlungsbeeinträchtigende Emotionen und die damit verbundene physiologische Erregung werden entweder nicht wahrgenommen oder bewußt oder unbewußt unterdrückt.

Dies dürfte allerdings bei Selbstbeurteilungsverfahren dazu führen, daß sich bestehende psychophysische Dissoziationen oder Dysregulationen durch eine "positive" Antworttendenz nur unzuverlässig objektivieren lassen.

Unter Berücksichtigung dieser Einschränkung lassen sich dennoch, orientiert an den Hypothesen zur Affektsozialisation und Selbstaufmerksamkeit, Alternativhypothesen formulieren:

1. zu dem Bereich Normorientiertheit/emotionale Verschlossenheit:

Gerade diese Merkmale, wie auch Kontrolliertheit und Unterdrückung handlungsbeeinträchtigender Emotionen sind nach wie vor als wichtige "positive" Normen internalisiert. Diese werden damit in der Selbstbeurteilung in Abweichung zu gesunden Kontrollen als stärker ausgeprägt berichtet.
(Alternativhypothese 2.1)

2. Zu dem mit Verschlossenheit und Kontrolliertheit einhergehenden Bereich aktiver Verhaltenshemmung von negativen, handlungsbeeinträchtigenden Emotionen:
Diese Verhaltenshemmung wird zwar in Selbstbeurteilungen nicht berichtet, sie geht jedoch mit physiologischer Erregung einher, die sich unabhängig von den "positiven" Antworttendenzen erfassen läßt.
(Alternativhypothese 2.2)

3. Zum Bereich der Normorientierung:
Internalisierte Normen bei dieser Gruppe sind nach wie vor stark auf Erfolg und Leistung ausgerichtet. Dies dürfte besonders bei hoher Handlungsorientierung zu einer generell "positiven" Selbstbeurteilungstendenz im Sinne dieser Normen führen.
(Alternativhypothese 2.3)

Operationalisierung der Hypothesen:

Neben einer motivationalen Dysregulation im Sinne einer ausgeprägten Handlungsorientierung (HOM) erwarten wir also Unterschiede in den Merkmalen soziale Orientierung, Verschlossenheit (FPI-R 10), Kontrolle (FPI-R 6) und Emotionalität im Sinne von Unterdrückung leistungsbeeinträchtigender Emotionen (FPI-R N) bei psychophysischer Aktiviertheit (Habituation der Orientierungsreaktion und spontane Fluktuationen in der Elektrodermalen Aktivität). Dies geht einher mit einer allgemein "positiven" Selbstbeurteilung von Erfolgs- und Leistungskriterien.

(1) motivationale Ebene Handlungsorientierung	(HOM)	hoch
(2) kognitiv-emotionale Ebene depressive Symptomatik Ängstlichkeit - emotionale Stabilität - Aggressivität versus Zurückhaltung	(SDS) (STAIG-X2)% (FPI-R N)% (FPI-R 6)	= = = gering
(3) Lebenseinstellung Einschätzung der Lebenszufriedenheit -	(FPI-R 1)%	=
(4) Beanspruchungs/Belastungsverhalten Einschätzung von Überforderung d,h, nicht überfordert, wenig beansprucht	(FPI-R 7)%	=
(5) psychosoziale Ebene soziale Orientierung - Offenheit/Zugeben kleiner Schwächen versus verschlossen, an Umgangs normen orientiert	(FPI-R 2)% (FPI-R 10)%	= gering
(6) Körperbeschwerden/Gesundheitssorgen psychovegetative Beschwerden - Gesundheitssorgen	(BL') (FPI-R 8) (FPI-R 8)	= = =
(7) Verhaltenshemmung/Erregbarkeit Gehemmtheit/Kontaktscheu versus ungezwungen, kontaktbereit Erregbarkeit/Empfindlichkeit versus ruhig, gelassen,	(FPI-R 4)% (FPI-R 5)%	= =
(8) Psychophysiologische Ebene (EDA) Habituation - Niveau (SCL) - Spontane Fluktuationen (SFL) -		langsam = erhöht

Tabelle 6.2: Übersicht zu den Variablen zur Operationalisierung der Hypothese 2

Wir erwarten außerdem in den mit diesem Themenkomplex zusammenhängenden Merkmalen des FPI-R eine Korrelation mit der motivationalen Dysregulation. Die entsprechend ausgewählten Fragebögen und Merkmale des FPI-R haben wir mit * gekennzeichnet

Zur Überprüfung der Alternativypothesen 2.1 und 2.2 wurden die Mittelwerte der parallelisierten Gruppen NC und K_{NC} verglichen und mit t-Tests für abhängige Stichproben (bei den Fragebögen) und Wilcoxon- Vorzeichenrang-Test für abhängige Paare (bei den psychophysiologischen Variablen) auf statistische Unterschiede geprüft und wie bei Hypothese 1 auch unter der Annahme unabhängiger Stichproben. Da bei den beiden Alternativhypothesen jeweils gerichtete a priori Annahmen vorliegen, wurden hierfür p-Werte für einseitige Prüfung angegeben.
Alternativhypothese 2.3 wurde mit Produkt-Moment-Korrelationen überprüft, wobei wir hierfür die Signifikanzgrenzen für eine zweiseitige Testung einsetzten.

Tabelle 6.3 gibt einen Überblick zu den Ergebnissen. Dargestellt sind Mittelwerte (M), Streuungen (s), t-Werte; Mediane (Md) und Wilcoxon T-Werte bei den psychophysiologischen Daten.

Die Signifikanztests für unabhängige Stichproben ergeben keine abweichenden Entscheidungen und sind deshalb nicht dargestellt. Lediglich bei den spontanen Fluktuationen ergibt sich im Gegensatz zum Wilcoxon-Test im U-Test ein p-Wert, der nicht signifikant ist (p= .12).

Auf der emotional-kognitiven Ebene (2) beschreiben sich die Patientinnen (NC) trotz der gegebenen aktuellen Erkrankung in gleicher Weise wie die gesunden Kontrollen, also ohne ausgeprägte depressive Symptomatik, dabei wenig ängstlich und emotional stabil.

Variablen	Nicht-chronische Patienten - NC	Kontroll-gruppe - Knc	t-Werte	p
(1) HOM	M= 13,17 s= 3,93	M= 9,67 s= 3,27	t(17)= 2,55	p= ,011*
(2) SDS	M= 32,17 s= 6,74	M= 31,11 s= 4,17	t(17)= ,70	p= ,25
STAIG-X2	M= 31,80 s= 7,06	M= 35,50 s= 6,83	t(17)=-1,17	p= ,13
FPI-R N	M= 3,56 s= 1,76	M= 4,22 s= 1,73	t(17)=-1,13	p= ,14
FPI-R 6	M= 3,83 s= 1,65	M= 5,39 s= 1,50	t(17)=-2,70	p= ,003**
(3) FPI-R 1	M= 6,33 s= 1,57	M= 6,06 s= 1,80	t(17)= ,48	p= ,32
(4) FPI-R 7	M= 4,44 s= 1,62	M= 5,00 s= 1,94	t(17)=- ,82	p= ,21
(5) FPI-R 2	M= 5,56 s= 1,83	M= 6,28 s= 1,74	t(17)=-1,43	p= ,08(*)
FPI-R 10	M= 4,33 s= 1,97	M= 5,22 s= 1,59	t(17)=-1,70	p= ,054(*)
(6) BL',	M= 19,94 s= 11,12	M= 18,89 s= 7,64	t(17)= ,35	p= ,37
FPI-R 8	M= 4,39 s= 2,12	M= 3,72 s= 1,74	t(17)= 1,08	p= ,15
FPI-R 9	M= 4,66 s= 1,78	M= 4,66 s= 1,94	t(17)= 0,00	p= ,50
(7) FPI-R 4	M= 4,50 s= 1,72	M= 4,72 s= 1,99	t(17)=- ,29	p= ,39
FPI-R 5	M= 3,44 s= 1,72	M= 5,33 s= 2,45	t(17)=-2,70	p= ,008**
(8) Habituation n= 13	Md= 10,0	Md= 3,5	T(10)= 9,00	p= ,032*
Niveau(SCL) n= 13	Md= 3,00	Md= 4,00	T(13)= 37,00	p= ,43
SFL n=13	Md= 5,00	Md= 2,00	T(10)= 9,00	p= ,032*

Tabelle 6,3: t-Tests (Zahlen in Klammern geben die Freiheitsgrade an) und Wilcoxon T-Werte (Zahlen in Klammern geben das n ohne Verbundwerte an) zwischen den parallelisierten Gruppen der Bandscheibenpatientinnen mit nicht-chronifizierendem Schmerzgeschehen (NC) und gesunden Kontrollen (Knc) bezüglich psychophysischer Merkmale

In Abbildung 2 fassen wir die Dimensionen zusammen, die
bei den chronischen Rückenschmerzpatienten eine neurotische Trias repräsentieren. Nicht-chronische Patientinnen
unterscheiden sich weder in ihrer Depressivität noch in
ihrer Ängstlichkeit von den gesunden Kontrollen. In ihren
aktuellen körperlichen Beschwerden (6) haben sie zwar
etwas höhere Mittelwerte, diese unterscheiden sich nicht
statistisch bedeutsam. Auch ihre Gesundheitssorgen (FPI-R
9) geben sie wie ihre gesunden Kontrollen an.

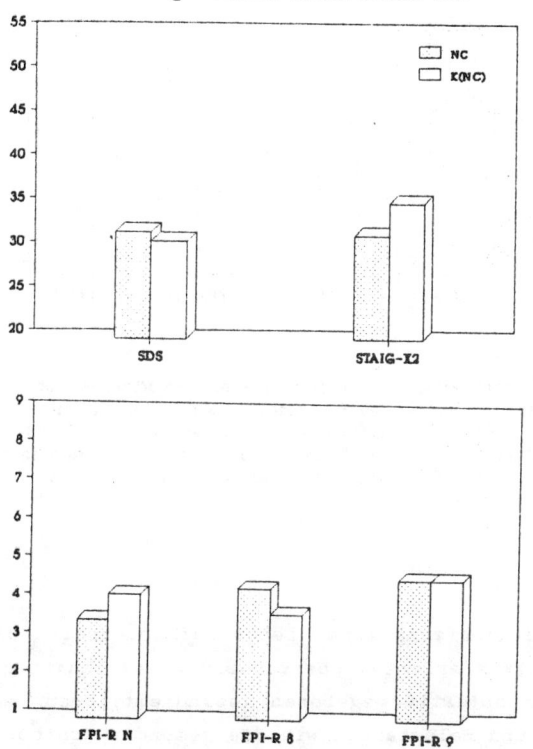

Abbildung 2: Mittelwerte der nicht-chronischen Bandscheibengruppe (NC) gegenüber den
gesunden Kontrollen (KNC) in den Fragebogendimensionen Depressivität (SDS), Ängstlichkeit (STAIG-X2), Emotionalität (FPI-R N), Körperbeschwerden (FPI-R 8) und Gesundheitssorgen (FPI-R 9). Es sind keine erhöhten Werte gegeben, die eine neurotische Trias
nahelegen.

In der nun folgenden Abbildung 3 sind die Dimensionen, die eher im Sinne einer Anpassung an soziale Normen interpretiert werden könnten, zusammengefaßt:

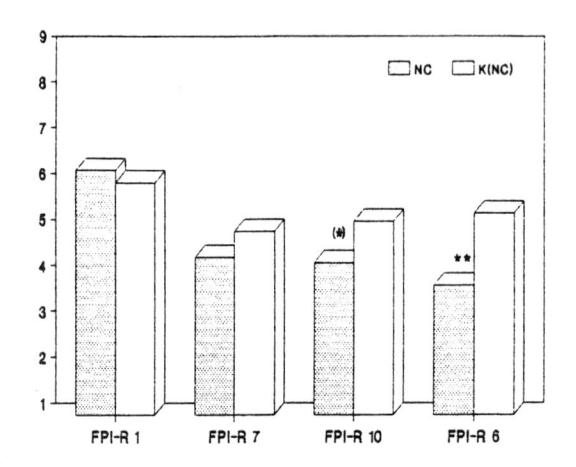

Abbildung 3: Mittelwerte der nicht-chronischen Bandscheibengruppe (C) gegenüber gesunden Kontrollen (KC) in den Fragebogendimensionen Lebenszufriedenheit (FPI-R 1), Beanspruchung (FPI-R 7), Offenheit/Normorientiertheit (FPI-R 10) und Aggressivität/Zurückhaltung (FPI-R 6). Diese verdeutlichen die Anpassung an soziale Normen durch einerseits positive Selbstdarstellung und andererseits Unterdrückung eigener emotionaler Impulse.

In der Einschätzung ihrer Lebenszufriedenheit (3) und ihrer subjektiv erlebten Überforderung (4) schätzen sie sich trotz den objektiv gegebenen gesundheitlichen Beeinträchtigungen und Belastungen wie die gesunden Kontrollen ein.

Wider Erwarten ergibt sich bei den gesunden Kontrollen ein Trend zu einer höheren Einschätzung ihrer sozialen Verantwortung (Ebene 5; FPI-R 2; $M_{KNC}= 6.28$, $p= .08$) gegenüber

der in der Norm liegenden Einschätzung der Patientinnen
(M_{KNC}= 5.56).

Die vermutete erhöhte Tendenz zur Verschlossenheit und einer Orientierung an Umgangsnormen (FPI-R 10) bei den Patientinnen (M_{NC}= 4.33) gegenüber den gesunden Kontrollen (M_{KNC}= 5.22) läßt sich in der erwarteten Richtung als Trend (p= .054) aufzeigen.

In der Einschätzung ihrer Aggressivität/Zurückhaltung (FPI-R 6, M_{NC}= 3.83) unterscheiden sie sich, wie erwartet, durch mehr Kontrolliertheit/Zurückhaltung sehr signifikant (p= .003) zu den gesunden Kontrollen (M_{KNC}= 5.39).

Auf der Ebene Verhaltenshemmung/Erregbarkeit (7) beurteilen sie sich wie die gesunden Kontrollen ungezwungen und kontaktbereit (FPI-R 4). Wider Erwarten schätzen sie sich in der Dimension Erregbarkeit (FPI-R 5) deutlich ruhiger und selbstbeherrschter ein (M_{NC}= 3.44, M_{KNC}= 5,33)). Dieser Unterschied ist sehr signifikant (p= .008).

Auf der psychophysiologischen Ebene (8) finden sich in der elektrodermalen Aktivität sowohl eine statistisch signifikant verlangsamte Habituation (p= .032) als auch statistisch bedeutsam erhöhte spontane Fluktuationen (p=.032) im Vergleich zu den gesunden Kontrollen. Für die Fluktuationen weicht das Signifikanzniveau im U-Test ab. Dies läßt sich durch das unterschiedliche, größere n (n_1=13, n_2=18) erklären, das bei diesem Test einbezogen wird, im Gegensatz zum Wilcoxon-Test, bei dem nur Wertepaare einbezogen werden (n=13) und dabei auch noch Verbundwerte wegfallen, so daß letztlich nur 10 Wertepaare berücksichtigt sind. Das Ergebnis läßt sich mit dieser für kleine Stichproben geltenden Einschränkung einer geringen Teststärke im Sinne unserer Hypothese als Anzeichen einer erhöhten

Aktiviertheit bei Patientinnen ohne chronifizierendes Schmerzgeschehen interpretieren.

Die Unterschiede in der Erregungs/Hemmungsdimension, wie sie berichtet werden, im Vergleich zu den elektrodermalen Aktivierungsmaßen werden in Abbildung 4 veranschaulicht:

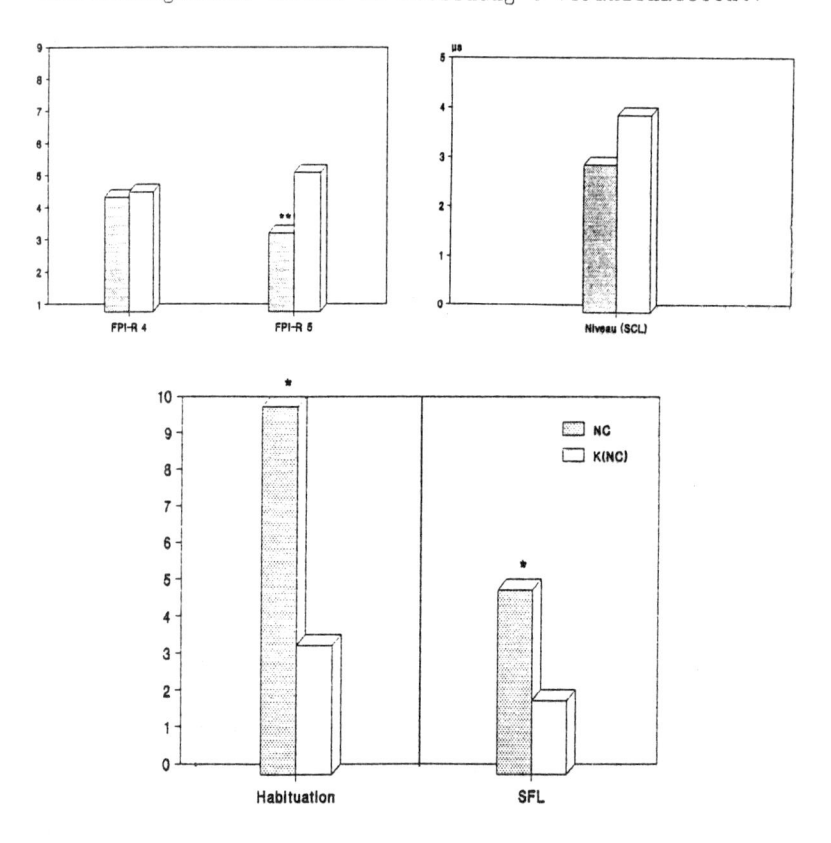

Abbildung 4: Mittelwerte und signifikante Unterschiede (*) der Nicht-chronischen Bandscheibenpatientinnen (NC) im Vergleich zu gesunden Kontrollen (KC) in den Fragebogendimensionen, die Selbstangaben zur Erregbarkeit/Selbstbeherrschtheit (FPI-R 5) und zur Gehemmtheit/Kontaktbereitschaft (FPI-R 4)enthalten. Diesen gegenübergestellt sind die elektrodermalen Aktivitätsmaße als Medianwerte des tonischen Niveaus (SCL), der Anzahl der Reaktionen in der Habituation (Hab) und den Spontanen Fluktuationen (SFL)

Zur Prüfung der Alternativhypothese 2.3 soll die Korrelation zwischen dem Grad der motivationalen Dysregulation (Handlungsorientierung) und der Ausprägung in den Merkmalen herangezogen werden, welche für eine gesellschaftliche Idealnorm einer "positiven", leistungs- und erfolgsorientierten Persönlichkeit stehen. Dazu haben wir neben einer niedrigen Ängstlichkeit (STAIG-X2) folgende FPI-R Dimensionen ausgewählt: Lebenszufriedenheit, gute Laune (FPI-R 1), soziale Orientierung, mitmenschlich (FPI-R 2), Gehemmtheit bzw. den Gegenpol selbstsicher, kontaktbereit (FPI-R 4), Erregbarkeit bzw. den Gegenpol ruhig, gelassen, selbstbeherrscht (FPI-R 5), Beanspruchung bzw. nicht überfordert, belastbar (FPI-R 7) und Emotionalität mit dem Gegenpol emotional stabil und schließlich die Dimension selbstvertrauend, lebenszufrieden (FPI-R N).

Handlungs-	Personmerkmale im FPI-R						STAIG-X2
orientierung	1	2	4	5	7	N	
Gruppe NC n = 18	+,27	+,53 xx	-,52 x	-,60 xx	-,52 x	-,67 xx	-,57 xx
Gruppe K$_{NC/C}$ n = 36	+,03	-,01	-,23	-,29	-,11	-,32	-,50 x
Gruppe C n = 18	+,32	+,34	-,29	-,61 xx	-,43	-,55 xx	-,57 xx
Gruppe D n = 18	+,34	-,01	-,72 xxx	-,67 xx	-,20	-,38	-,48 x
Richtung	+	+	-	-	-	-	-

Tabelle 6.4: Darstellung der Produkt-Moment Korrelationen zwischen Handlungsorientierung (HOM) und ausgewählten Beurteilungsdimensionen des FPI-R und STAIG-X2 der beiden Gruppen mit Bandscheibenleiden und der zusammengefaßten gesunden Kontrollen zur Thematik Erfolgs- und Normorientierung.

In Tabelle 6.4 ist zu sehen, daß die Korrelationen zwischen Handlungsorientierung und den ausgewählten Dimensionen im Sinne der Hypothese 2.3 bei der Gruppe mit nicht-chronifizierenden Schmerzen (NC) bis auf die Dimension Lebenszufriedenheit (FPI-R 1) statistisch signifikant hoch sind. Zusammen betrachtet mit dem hohen Mittelwert (M_{NC}= 13.17) in der Handlungsorientierung (HOM) und den jeweils in der "positiven" Richtung ausgeprägten Mittelwerten der eingezogenen Dimensionen kann man bei dieser Gruppe davon ausgehen, daß diese sich deutlich positiv beurteilen, im Gegensatz zur gesunden Gruppe, bei der sich ein solcher signifikanter Zusammenhang nur in der Dimension Ängstlichkeit (STAIG-X2) zeigt.

Bei den Patientinnen mit chronifizierenden Schmerzen (C) weisen im Kontrast dazu die signifikanten Zusammenhänge in den Dimensionen Erregbarkeit, emotionale Labilität und Ängstlichkeit, zusammen mit dem niedrigen Mittelwert in der Handlungsorientierung (M_C= 7.89) darauf hin, daß hier der hohe Zusammenhang durch eine ausgeprägte Lageorientierung in Zusammenhang mit der Ausprägung auf dem "negativen" Pol dieser Dimensionen zustandekommt. Bei den depressiven Patientinnen fällt besonders der hohe Zusammenhang der Dimensionen Gehemmtheit, Erregbarkeit und Ängstlichkeit auf. Auch hier kann dies im gleichen Sinne wie bei den Patientinnen mit chronifizierendem Schmerzgeschehen interpretiert werden.

Zusammenfassend ergibt sich folgendes Bild: Bandscheibenpatientinnen ohne chronifizierendes Schmerzgeschehen beurteilen sich trotz der akuten Erkrankung im Vergleich zu gesunden Kontrollen als ebenso psychisch stabil und mit vergleichbar geringen körperlichen Beschwerden und Gesundheitssorgen. Gleich niedrige oder gering höhere Werte haben sie in den Dimensionen Depressivität, Körperbeschwerden und Gesundheitssorgen.

Bis auf die Dimension soziale Orientierung (FPI-R 2), in der sich die gesunden Kontrollen durch eine - gemessen an der Norm höhere "positive" Einschätzung signifikant unterscheiden, wählen die Bandscheibenpatientinnen in fast allen Einschätzungen "positive" Beurteilungsdimensionen. Besonders Dimensionen, die sich im Sinne einer erfolgs- und leistungsfreudigen Persönlichkeit interpretieren lassen, korrelieren hoch mit Handlungsorientierung.

Neben den statistisch bedeutsamen Unterschieden in den Variablen Handlungsorientierung im Kontext mit Kontrolliertheit/Zurückhaltung (FPI-R 6) und Orientierung an Umgangsnormen/Verschlossenheit (FPI-R 10), beschreiben sich Bandscheibenpatientinnen zusätzlich als ruhig, gelassen und selbstbeherrscht (FPI-R 5)

Demgegenüber deuten die elektrodermalen Aktivitätsmaße im Habituationsexperiment auf eine erhöhte zentrale Aktiviertheit hin.

6.3 Vergleich von Patientinnen mit akuter Bandscheibenerkrankung und chronifizierendem Schmerzgeschehen (C) mit neurotisch depressiven Patientinnen (D)

Hypothese 3

Personen mit akutem Bandscheibenleiden bei deutlich chronifizierendem Schmerzgeschehen unterscheiden sich in einer Mehrebenenanalyse in motivational-aktionalen, kognitiv-emotionalen und psychophysiologischen Merkmalen, sowie in der Beurteilung von Belastung und psychosozialer Einbindung in gleicher Weise von gesunden Kontrollen wie neurotisch depressive Patientinnen:

Wie diese geben sie in Selbstbeurteilungsfragebögen psychophysische Dysregulationen im Sinne einer neurotisch-depressiven Störung an, mit vielen körperlichen Beschwerden, hoher Depressivität, Ängstlichkeit, emotionaler Labilität und einer "aktiven Verhaltenshemmung" (hohe Erregbarkeit/ Empfindlichkeit bei starker Gehemmtheit).

In der Beurteilung ihrer psychosozialen Einbindung, Lebenszufriedenheit und subjektiv erlebten Beanspruchung-/Überforderung gleichen sie sich ebenfalls.

Auch bei direkter Erfassung psychophysiologischer Variablen der Elektrodermalen Aktivität (EDA) lassen sich der neurotischen Depression analoge Muster eines erniedrigten Hautleitfähigkeitsniveaus (SCL) erkennen, bei rascher Habituation (aktive Inhibition) und eher geringen Fluktuationen (SFL).

Die **Nullhypothese** lautet: Die 3 parallelisierten Gruppen ($C - K_c - D$) unterscheiden sich nicht

Tabelle 6.5 gibt einen Überblick zu den operationalisierten Variablen, mit denen die Alternativhypothesen geprüft werden sollen. Erwartet wird, daß C und D sich in gleicher Weise von gesunden Kontrollen (Kc) unterscheiden:

(1) motivationale Ebene		
Lageorientierung	(HOM)	stark ausgeprägt
(2) kognitiv-emotionale Ebene		
depressive Symptomatik	(SDS)	stark ausgeprägt
Ängstlichkeit -	(STAIG X2)	stark ausgeprägt
emotionale Labilität -	(FPI-R N)	stark ausgeprägt
Aggressivität -	(FPI-R 6)	=
(3) Lebenseinstellung		
Lebenszufriedenheit -	(FPI-R 1)	niedrig
(4) Beanspruchungs/Belastungsverhalten		
Einschätzung von Überforderung	(FPI-R 7)	hoch
(5) psychosoziale Ebene		
soziale Orientierung -	(FPI-R 2)	=
Offenheit/Normorientiertheit	(FPI-R 10)	=
(6) Körperbeschwerden/Gesundheitssorgen		
psychovegetative Beschwerden -	(BL')	stark ausgeprägt
	FPI-R 8)	hoch
Gesundheitssorgen	(FPI-R 8)	hoch
(7) Verhaltenshemmung/Erregbarkeit		
Gehemmtheit/Kontaktscheu	(FPI-R 4)	stark ausgeprägt
Erregbarkeit/Empfindlichkeit	(FPI-R 5)	stark ausgeprägt
(8) Psychophysiologische Ebene (EDA)		
Habituation -	(Hab)	rasch
Niveau	(SCL)	niedrig
Spontane Fluktuationen	(SFL)	gering

Tabelle 6.5: Übersicht zur Operationalisierung der Hypothese 3 zum Vergleich der Patientinnen mit chronifizierendem Schmerzgeschehen (C) mit neurotisch depressiven Patientinnen (D) im Unterschied zu gesunden Kontrollen Kc.

Variablen	Gruppe K n = 18	Gruppe C n = 18	Gruppe D n = 18	F-Wert	p	Varianzanalyse Einzelvergleiche		
(1) HOM	M=10,94 s= 3,86	M= 7,89 s= 3,76	M= 5,61 s= 3,95	8,59	,000 ***	[C-K*], D-K*** n.s		
(2) SOS	M=29,61 s= 5,16	M=44,94 s= 8,99	M=50,50 s= 5,43	51,63	,000 ***	C-K***, D-K*** C-D*		
STAIG-X2	M=33,78 s= 7,05	M=47,28 s=13,63	M=53,39 s=10,59	16,19	,000 ***	C-K**, D-K*** n.s.		
FPI-R N	M= 3,94 s= 1,30	M= 6,33 s= 2,30	M= 7,33 s= 1,19	18,31	,000 ***	C-K***, D-K*** n.s.		
FPI-R 6	M= 4,5 s= 1,91	M= 4,72 s= 1,71	M= 4,83 s= 1,86	0,08	n.s	n.s. n.s	n.s	
(3) FPI-R 1	M= 5,72 s= 1,87	M= 3,83 s= 1,82	M= 2,61 s= 1,04	15,33	,000 ***	C-K**, D-K*** [C-D*]		
(4) FPI-R 7	M= 3,83 s= 1,10	M= 6,22 s= 1,83	M= 5,67 s= 1,54	13,22	,000 ***	C-K***, D-K** n.s.		
(5) FPI-R 2	M= 5,94 s= 1,98	M= 5,28 s= 1,99	M= 5,06 s= 1,66	1,17	n.s.	n.s. n.s.	n.s.	
FPI-R 10	M= 5,56 s= 2,06	M= 4,83 s= 1,91	M= 4,56 s= 1,92	1,24	n.s.	n.s. n.s.	n.s.	
(6) BL'	M=18,28 s= 8,19	M=32,78 s=13,63	M=36,44 s= 8,35	18,24	,000 ***	C-K***, D-K*** n.s.		
FPI-R 8	M= 3,39 s= 1,29	M= 6,11 s= 2,14	M= 6,28 s= 1,81	16,14	,000 ***	C-K***, D-K*** n.s.		
FPI-R 9	M= 4,44 s= 1,54	M= 4,67 s= 1,46	M= 6,17 s= 1,76	6,05	,004 **	n.s, C-D*	D-K**	
(7) FPI-R 4	M= 4,67 s= 1,33	M= 6,06 s= 1,86	M= 6,44 s= 1,89	5,07	,010 **	[C-K*], n.s.	D-K*	
FPI-R 5	M= 5,06 s= 2,65	M= 6,33 s= 2,38	M= 7,00 s= 1,65	2,61	(,080) (*)	n.s, n.s.	(D-K*)	

Tabelle 6.6: Einfaktorielle Varianzanalyse zwischen den Gruppen Bandscheibenpatientinnen mit chronifizierendem Schmerzgeschehen (C), neurotisch depressiven Patientinnen (D) und dazu nach Alter und Bildungsstand parallelisierten gesunden Kontrollen (Kc). Eckige Klammer bedeutet dabei, daß hier das Newman-Keuls-Verfahren im Gegensatz zum Scheffé-Test einen signifikanten Unterschied anzeigt, der unter dem 5% Niveau liegt. Runde Klammer bedeutet, daß hier nur der a priori Einzelvergleich (planned comparison) einen Unterschied anzeigt, die beiden anderen Verfahren nicht. Steht keine Klammer, so heißt dies, daß hier die Signifikanzen des Scheffé-Tests angegeben sind, und die beiden anderen Prüfverfahren auch signifikante Unterschiede anzeigen.

Zum Vergleich der drei nach Alter und Schulbildung parallelisierten Gruppen wurde eine einfaktorielle Varianzanalyse (ANOVA) durchgeführt.

Geringe Abweichungen in den Signifikanzen bei den Einzelvergleichen treten, wie die Darstellung der Ergebnisse in Tabelle 6.6 zeigt, bei 4 Variablen (HOM, FPI-R 1, FPI-R 4, und FPI-R 5) auf.

Nachfolgend die Ergebnisse zur Selbstbeurteilung von Persönlichkeitsmerkmalen, zum psychophysischen Befinden und zu psychosozialen Beurteilungsinhalten, die in Zusammenhang mit Belastung/Beanspruchung stehen:

Auf der **motivationalen Ebene** (1) läßt sich, wie erwartet, eine deutliche Lageorientierung insbesondere bei den depressiven Patientinnen (M_D= 5.61) feststellen. Dieser Unterschied ist in der erwarteten Richtung gegenüber gesunden Kontrollen (M_{KG}= 10.94) hochsignifikant. Die Alternativhypothese läßt sich auch für die Patientinnen mit chronifizierendem Schmerzgeschehen (M_C= 7.89) bestätigen. Diese unterscheiden sich statistisch bedeutsam im a priori-Vergleich und dem Newman-Keuls-Test. Der Unterschied zwischen depressiven (D) und Bandscheibenpatientinnen (C) ist statistisch nicht signifikant.

Zu den eine **neurotische Trias** bzw. eine neurotisch-depressive Störung in gleicher Weise repräsentierenden Variablen zur Depressivität (SDS), Ängstlichkeit (STAIG-X2), emotionalen Labilität (FPI-R N) und zu den körperlichen Beschwerden (BL´ und FPI-R 8) ergibt sich folgendes Bild:
Die beiden klinischen Gruppen (C und D) unterscheiden sich, wie erwartet, in allen genannten Variablen in gleicher Weise statistisch bedeutsam von den gesunden Kontrollen (K_G). Bandscheibenpatientinnen mit chronifizierendem Schmerzgeschehen (C) beschreiben sich dabei in allen Va-

riablen etwas weniger beeinträchtigt und haben etwas niedrigere Mittelwerte. Statistisch bedeutsam geringer ist lediglich ihre Depressivität ($M_C=44.94$) im Vergleich zu den depressiven Patientinnen ($M_D=50.50$).

Die größten Gesundheitssorgen (FPI-R 9) machen sich hingegen die depressiven Patientinnen ($M_D=6.28$). Darin unterscheiden sie sich von beiden Gruppen statistisch bedeutsam ($M_{KC}=4.44$; $M_C=4.67$), deren Mittelwerte dem der Bandscheibenpatientinnen mit nicht-chronifizierendem Schmerzgeschehen ($M_{NC}=4.66$) vergleichbar ist.Trotz der akuten Erkrankung und meist langer Schmerzgeschichte geben Bandscheibenpatientinnen nicht mehr Gesundheitssorgen an als die gesunden Kontrollen.

Abbildung 5 veranschaulicht zusammenfassend nochmals die eine neurotische Trias bzw. eine neurotisch-depressive Störung in gleicher Weise repräsentierenden Variablen:

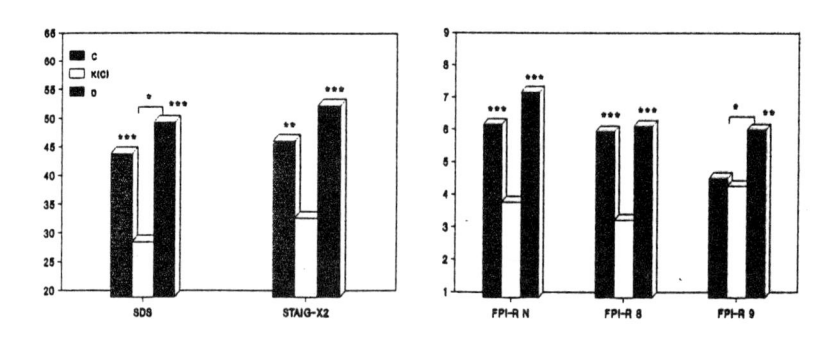

Abbildung 5: Mittelwerte sowie signifikante Unterschiede (*) der chronischen Bandscheibengruppe (C) und der depressiven Gruppe (D) im Vergleich zur Kontrollgruppe (K) in den Fragebogendimensionen Depressivität (SDS), Ängstlichkeit (STAIG-X2), Emotionalität (FPI-R N), Körperbeschwerden (FPI-R 8 und Gesundheitssorgen (FPI-R 9).

Zur **Lebenszufriedenheit** (FPI-R 1) und zum **Beanspruchungs-/Belastungsverhalten** (FPI-R 7) zeigt sich folgendes Ergebnis: Auch hier unterscheiden sich die beiden klinischen Gruppen (C und D) in gleicher Weise statistisch bedeutsam von den gesunden Kontrollen ($M_{KC}=5.72$). Während jedoch die depressiven Patientinnen ($M_D=2.61$) die geringste Lebenszufriedenheit angeben, die auch im Vergleich zu Bandscheibenpatientinnen mit chronifizierendem Schmerzgeschehen ($M_C=3.83$) statistisch bedeutsam geringer ist, geben wiederum die Bandscheibenpatientinnen (C) eine etwas höhere Überforderung an ($M_C=6.22$; $M_D=5.67$), unterscheiden sich darin jedoch nicht statistisch bedeutsam. Im Gegensatz zu der Gruppe mit nicht-chronifizierendem Schmerzgeschehen (NC) unterscheiden sich weder Patientinnen mit chronifizierendem Schmerzgeschehen (C) noch depressive Patientinnen in den Variablen **Aggressivität/Zurückhaltung (FPI-R 6)**, **Soziale Orientierung (FPI-R 2)** und **Offenheit/Normorientierung (FPI-R 10)** von gesunden Kontrollen. Die Mittelwerte liegen bei diesen Gruppen im mittleren FPI-Normbereich.

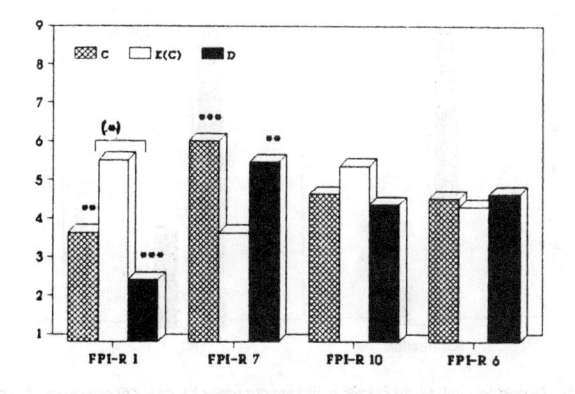

Abbildung 6: Mittelwerte der chronischen Bandscheibengruppe (C) gegenüber den gesunden Kontrollen (KC) und der depressiven Gruppe (D) in den Fragebogendimensionen Lebenszufriedenheit (FPI-R 1), Beanspruchung (FPI-R 7), Offenheit/Normorientiertheit (FPI-R 10) und Aggressivität/Zurückhaltung (FPI-R 6).

In der vorangehenden Abbildung 6 wurden die Dimensionen, die eher im Sinne einer Anpassung an soziale Normen interpretiert werden könnten, nochmals zum Vergleich mit Abbildung 2 zusammengefaßt. In Abbildung 7 sollen wiederum analog Abbildung 4 Unterschiede in der Erregungs/Hemmungsdimension elektrodermalen Aktivitätsmaßen gegenübergestellt werden:

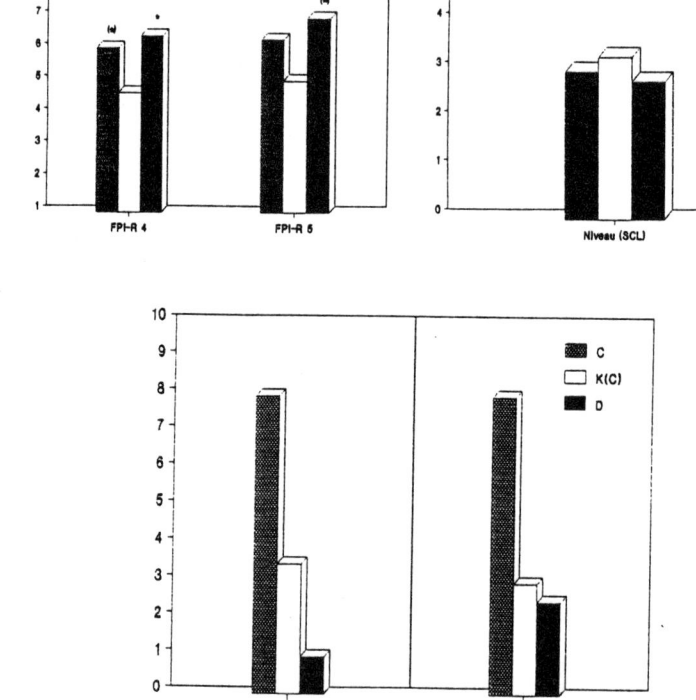

Abbildung 7: Mittelwerte und signifikante Unterschiede (*) der chronischen Bandscheibengruppe (C) und der depressiven Gruppe (D) im Vergleich zu gesunden Kontrollen (KC) in den Fragebogendimensionen zur Erregbarkeit/Selbstbeherrschtheit (FPI-R 5) und zur Gehemmtheit/Kontaktbereitschaft (FPI-R 4). Diesen gegenübergestellt sind die elektrodermalen Aktivitätsmaße als Medianwerte des tonischen Niveaus (SCL), der Reaktionen in der Habituation (Hab) und den spontanen Fluktuationen (SFL).

Zur Ebene der "aktiven Verhaltenshemmung" (hohe Erregbarkeit/Empfindlichkeit bei ausgeprägter Hemmung) ergibt sich folgendes Bild: Die beiden klinischen Gruppen (C und D) beschreiben sich als stark gehemmt/kontaktscheu (FPI-R 4) mit Mittelwerten von $M_C = 6.33$ und $M_D = 7.00$. Darin unterscheiden sie sich erwartungsgemäß in gleicher Weise von der gesunden Gruppe ($M_{Kc} = 5.06$) statistisch bedeutsam ($p < .05$). In ihrer Erregbarkeit/Empfindlichkeit (FPI-R 5) zeigen Bandscheibenpatientinnen ($M_C = 6.33$) zwar ebenfalls erhöhte Werte, ähnlich den depressiven Patientinnen ($M_D = 7.00$), der Unterschied zur gesunden Gruppe ($M_{Kc} = 5.06$) ist jedoch nur für die depressiven Patientinnen im Einzelvergleich statistisch abzusichern ($p < .05$)

Die Prüfung der Variablen der **psychophysiologischen Meßebene (EDA)** wurde mit nicht-parametrischen Verfahren durchgeführt und ist in Tabelle 6.7 dargestellt:

Variablen	Gruppe K n=13	Gruppe C n=13	Gruppe D n=13	Rangvarianzanalyse Chi² (df=2)	p
Habituation (Hab)	RS= 22,0	RS= 31	RS= 25	3,23	,20
	Md= 3,5	Md= 8,0	Md= 1,0	(H = 2,0)	(,36)
Niveau (SCL)	RS= 32,0	RS= 21,0	RS= 25,0	4,77	,098
	Md= 3,3	Md= 3,0	Md= 2,8	(H = 2,2)	(,33)
	M= 4,12	M= 2,89	M= 3,19	[F = 1,25]	[,30]
sp. Flukt. (SFL)	RS= 24,5	RS= 29,0	RS= 24,5	1,04	,60
	Md= 3	Md= 8	Md= 2,5	(H = 4,5)	(,11)

Tabelle 6.7: Rangvarianzanalyse nach Friedman für die psychophysiologischen Variablen der elektrodermalen Aktivität (EDA) über die 3 parallelisierten Gruppen: Bandscheibenpatientinnen mit chronifizierendem Schmerzgeschehen (C), neurotisch depressive Patientinnen (D) und gesunde Kontrollen (Kc). Dargestellt sind mittlere Rangsummen (RS), Mediane (Md) und Mittelwerte (M). Zur Signifikanzprüfung wurde zusätzlich die Rangvarianzanalyse nach Kruskal und Wallis (p-Werte in runden Klammern) und eine parametrische Varianzanalyse (p-Wert in eckigen Klammern) vergleichend einbezogen.

Da bei der Rangvarianzanalyse nach Friedman für homogenisierte Stichproben nur Wertepaare berücksichtigt werden, und es gerade in der Psychophysiologie zu einer hohen Ausfallquote von Patientinnen kam, die zum Zeitpunkt der Untersuchung nicht in der Lage waren, so lange zu sitzen, konnten nur 13 Paare in diese statistische Analyse einbezogen werden.

Da auch hier einige Gründe dafür sprechen, Unabhängkeit der Stichproben anzunehmen, führten wir zusätzlich die Kruskal-Wallis-Rangvarianzanalyse durch, um zu sehen, ob mit dieser Analyse ähnliche Aussagen möglich sind. Zudem hat diese den Vorteil, daß hier alle untersuchten Personen einbezogen werden. Die p-Werte sind in Klammern angegeben. Die beiden Verfahren stimmen wenig überein. Beim Niveau wurde zusätzlich eine Varianzanalyse (ANOVA) gerechnet, da diese Daten normalverteilt sind (eckige Klammer). Auch hier ergeben sich Unterschiede zum Friedman-Test.

Wie zu sehen ist, ergibt die varianzanalytische Prüfung keine signifikanten Unterschiede. Je nach Annahme von Abhängigkeit oder Unabhängigkeit der Stichproben ergeben sich recht verschiedene Signifikanzwerte. So etwa zeigt die Rangvarianzanalyse nach Friedman einen Trend an beim Niveau (p= .089), während bei den spontanen Fluktuationen die Rangvarianzanalyse nach Kruskal-Wallis einen Trend knapp überschreitet (p= .11).

Zusätzlich wurden Einzelvergleiche durchgeführt, da die Verteilung der Rohdaten Unterschiede zwischen den Gruppen nahelegt. Damit sollte festgestellt werden, ob die Trends Unterschiede im Einzelvergleich anzeigen. Entsprechend den unterschiedlichen varianzanalytischen Verfahren wurde zunächst mit dem Wilcoxon-Vorzeichenrang-Test für abhängige Paare (keine Klammer), mit dem Mann-Whitney-U-Test für unabhängige Stichproben (runde Klammer) und beim

Niveau mit dem t-Test für abhängige Stichproben (eckige Klammer) geprüft.

Tabelle 6.8 verdeutlicht die wiederum recht heterogenen Ergebnisse der statistischen Prüfverfahren. Beim Vergleich der Gruppen K - C und K - D sind entsprechend unseren a priori Annahmen p-Werte für einseitige Testung angegeben, beim Vergleich C und D für zweiseitige Testung:

Variablen	Gruppenvergleiche		
	K - C n=15	K - D n=16	C - D n=13
Habituation (Hab)	T(12)= 14 p= ,026* (U$_{15/16}$= 104 p= ,13)	T(10)= 21 p= ,27 (U$_{16/16}$= 132 p= ,33)	T(11)= 27 p= ,62 (U$_{15/16}$= 90 p= ,23)
Niveau (SFL)	T(15)= 41 p= ,15 (U$_{15/16}$= 105 p= ,14) [t$_{12}$ =-1,79 p= ,049*]	T(16)= 40 p= ,08 (U$_{15/16}$= 104 p= ,08) [t$_{12}$= 1,3 p= ,11]	T(13)= 31 p= ,34 (U$_{15/16}$= 113 p= ,78) [t$_{12}$= -,56 p= ,59]
Fluktuationen (SFL)	T(15)= 36 p= ,094 (U$_{15/16}$= 87 p= ,047*)	T(12)= 44 p= ,66 (U$_{15/16}$= 141 p= ,42)	T(11)= 13 p= ,08 (U$_{15/16}$= 72 p= ,058)

Tabelle 6.8: Einzelvergleiche für die psychophysiologischen Variablen der elektrodermalen Aktivität mit dem Wilcoxon-Test, dem Mann-Whitney-U-Test (runde Klammer) und dem t-Test für abhängige Stichproben (eckige Klammer). Bei dem Vergleich der Kontrollgruppe (Kc gegenüber den beiden klinsichen Gruppen C und D wurde einseitig geprüft, beim Vergleich der klinischen Gruppen zweiseitig.

Wie auch der Medianwert (MD = 8.0) in Tabelle 6.7 verdeutlicht, zeichnet sich bei der Gruppe von Bandscheibenpatientinnen mit chronifizierendem Schmerzgeschehen eine verlangsamte Habituation der Orientierungsreaktion ab. Der Unterschied wird mit dem Wilcoxon-Test gegenüber den gesunden Kontrollen signifikant, nicht jedoch gegenüber den depressiven Patientinnen. Diese unterscheiden sich nicht von den gesunden Kontrollen, so daß wir für die depressiven Patientinnen die Nullhypothese beibehalten, hingegen zeichnen sich die Bandscheibenpatientinnen durch erhöhte Reaktivität entgegen unserer Annahme der Nicht-Reaktivität gegenüber den Kontrollen aus.

Im Niveau läßt sich die Alternativhypothese für depressive Patientinnen nur im Trend absichern, für Bandscheibenpatientinnen nicht. Beide klinischen Gruppen zeichnen sich durch erniedrigte Niveauwerte (M_c=2.89; M_D=3.19) aus, im Vergleich zu den gesunden Kontrollen (M_{KC}= 4.15).

Auch in den spontanen Fluktuationen unterscheiden sich Bandscheibenpatientinnen durch einen deutlichen Trend, wie bei der Habituation der Orientierungsreaktion wiederum entgegen der Annahme. Sie zeigen deutlich mehr Fluktuationen (Md_C= 8) im Vergleich zu den beiden anderen Gruppen (Md_{KC}= 3; Md_D= 2.5).

7. Diskussion

7.1 Diskussion der Ergebnisse zu den einzelnen Fragestellungen

Zuerst sollen Interpretation und Diskussion der Ergebnisse zu den drei Hypothesen gesondert erfolgen. In einer allgemeinen Diskussion folgt dann eine zusammenfassende Einordnung und Diskussion. Die Ergebnisse werden primär in den Kontext der Handlungskontrolltheorie Kuhls (Kuhl 1983, Kazén-Saad und Kuhl 1989) und in das Beanspruchungs-/Belastungsmodell von Walschburger (1984a, 1989a,b) eingeordnet, mit Querverbindungen zu psychoanalytischen und verhaltensmedizinischen Modellansätzen. Dabei wird diskutiert, welche zusätzlichen weiterführenden Überlegungen ein solcher handlungstheoretisch und leistungsmotivational differenzierender Ansatz zuläßt. Differentiell-diagnostische, therapeutische und präventive Überlegungen lassen sich daraus ableiten. Nach einer kritischen Betrachtung der Methodik dieser Untersuchung sollen Überlegungen für die weitere Forschung die Diskussion abschließen.

7.1.1 Zur differentiell unterscheidbaren motivationalen Dysregulation bei Patientinnen mit verspannungsbedingter akuter Bandscheibenerkrankung

Bei den nach klinisch-diagnostischen Kriterien aufgeteilten Patientinnen, die wegen einer akuten Bandscheibenerkrankung stationär behandelt wurden, in eine Gruppe mit deutlich chronifizierendem Schmerzgeschehen und eine Gruppe ohne Chronifizierungstendenz, ließ sich entsprechend dieser Aufteilung überwiegend eine bipolar ausgeprägte Dysregulation der Handlungskontrolle anhand des HAKEMP-Fragebogens von Kuhl (1983a, 1985) feststellen. Lageorientierung geht dabei überwiegend mit chronischem, Handlungsorientierung mit nicht-chronifizierendem Schmerzgeschehen einher.

Die Bezeichnung "motivationale Dysregulation" bedarf einer Erläuterung, da sie als bipolare Ausprägung der Leistungsmotivation mißverstanden werden könnte. Man könnte meinen, daß hohe Handlungsorientierung einhergehe mit hoher, Lageorientierung mit niedriger Leistungsmotivation oder auch mit einem generellen motivationalen Defizit, entsprechend dem der gelernten Hilflosigkeit.

Daß gerade auch die Lageorientierung mit einer hohen Leistungsmotivation einhergeht, haben Kuhl und Mitarbeiter (z.B. Kuhl 1983a, Kuhl und Helle 1986, Kazén-Saad und Kuhl 1989) wiederholt verdeutlicht und auch experimentell belegt. Lageorientierung ist demnach geprägt von einem "starken Willen" (auch alte Absichten noch weiterzuverfolgen).

Leistungsdefizite werden also nicht durch ein motivationales Defizit hervorgerufen, sondern vielmehr durch die Beeinträchtigung kognitiver Funktionen. Besonders betroffen sind dabei Prozesse der Informationsverarbeitung (durch die ständig interferierenden situationsinadäquaten alten Absichten). Trotz dadurch eingeschränkter Aufmerksamkeitsressourcen für neue Handlungsziele, entwickeln lageorientierte Personen eine hohe Leistungsmotivation, um aktuellen Aufgaben mit viel Energie (von der ein großer Teil für die Abschirmung interferierender Tendenzen verbraucht wird) gerecht zu werden.

Hinzu kommt, daß lageorientierte Personen anfällig sind für "falsche Verpflichtungen". Sie können schwer zwischen wenig wichtigen, optionalen und wichtigen, obligatorischen Handlungsalternativen gewichten. Dadurch häufen sie noch mehr unerledigte Handlungsabsichten an, während handlungsorientierte Personen "falsche Verpflichtungen" rasch und präzise zurückweisen (Kazén-Saad und Kuhl 1989, S. 51 ff)

Wir gehen also sowohl bei hoher wie auch bei niedriger Handlungsorientierung von einem eher dysreguliert hohen Motivationszustand aus. Ein bestehendes Motivationsdefizit im Sinne gelernter Hilflosigkeit, wie dies sicherlich bei einigen Formen der Depression gegeben sein dürfte, unterscheidet sich davon und bedürfte einer weiteren differentiell-diagnostischen Aufteilung, die hier vernachlässigt wurde.

Trotz der Unschärfen, die diese vereinfachende Aufteilung komplexer psychophysischer und kognitiv-emotionaler Regulationsprozesse in dichotome Gruppen handlungs- und lageorientierter Personen aufweist, zeigen sich die erwarteten Unterschiede:

Bandscheibenpatientinnen ohne Chronifizierungstendenz zeichnen sich, im Unterschied zu gesunden Kontrollen, durch eine deutlich hohe Handlungsorientierung aus.

Bandscheibenpatientinnen mit chronifizierendem Rückenschmerz unterscheiden sich konträr dazu ebenfalls von gesunden Kontrollen durch eine ausgeprägte Lageorientierung und gleichen darin den neurotisch-depressiven Patientinnen.

Die beiden Gruppen unterscheiden sich nicht wesentlich in der Gesamtdauer erstmals aufgetretener Rückenschmerzen und auch nicht in der Zahl der dann erfolgten stationären Behandlungen. Eine Bandscheibenerkrankung hat sich jedoch bei beiden Gruppen entwickelt, bei vermutlich unterschiedlicher Genese. Dauer und Häufigkeit der Schmerzen jedenfalls scheinen nicht hinreichend, um darüber allein die Entwicklung eines chronifizierenden Schmerzgeschehens, etwa über operantes Lernen begründen zu können. Vielmehr macht dieser Nebenbefund deutlich, daß psychophysische Dispositionen bei beiden Gruppen stärker in Betracht gezogen werden sollten, um zu klären wie diese dieses Geschehen modulieren.

Beide Gruppen unterscheiden sich im Hinblick auf effektives Bewältigungsverhalten und Angaben zum psychosozialen Bereich:
Patientinnen mit chronifizierenden Schmerzen geben im Gegensatz zu den Patientinnen ohne Schmerzproblematik mehr familiäre Konflikte an, erleben sich psychosomatisch belasteter, geben mehr Schulabbrüche und psychosoziale Probleme an und sind häufiger schmerzmittelabhängig. Auch der Behandlungserfolg wird bei dieser Gruppe von den Therapeuten bei Entlassung geringer eingeschätzt, wie auch von den Patientinnen selbst in einer Nachbefragung sechs Wochen nach Entlassung (Hertkorn, Straub und Fröscher 1989). Diese Befunde für sich genommen, belegen die Validität der Gruppenzuordnung zur chronischen Rückenschmerzgruppe.

Die Charakterisierung der Patientinnen ohne chronifizierende Schmerzen anhand ihrer Angaben zum psychosozialen Bereich und zu soziodemographischen Daten ergibt keine auffälligen Unterschiede zu gesunden Kontrollen. Auch dieses Ergebnis entspricht den allgemeinen Befunden zu erfolgreich operierten Bandscheibenpatienten.

Erst eine weitere differentiell-diagnostische Analyse unserer Ergebnisse unter motivationalen und handlungstheoretischen Gesichtspunkten zur Handlungs-/Lageorientierung und die Einbeziehung unterschiedlicher Erfassungsebenen verdeutlichen Unterschiede auch bei Bandscheibenpatientinnen ohne chronifizierende Schmerzen. Dabei haben wir entsprechend einem Vorschlag von Heim, Augustiny und

Blaser (1985) zwischen außen- und innengerichteten Anpassungsprozessen (Coping-Prozessen) unterschieden. Bandscheibenpatientinnen ohne chronifizierendes Schmerzgeschehen scheinen zwar über ein effektives außenorientiertes Coping-Verhalten zu verfügen, es ergeben sich jedoch deutliche Hinweise, daß sie in innengerichteten Anpassungsprozessen Defizite im Vergleich zu gesunden Kontrollen aufweisen. Dies soll im nächsten Kapitel näher ausgeführt werden.

7.1.2 Differentiell-psychologische Unterschiede bei Bandscheibenpatientinnen ohne chronifizierende Schmerzen

In der medizinischen Fachliteratur wird zum Teil noch die Ansicht vertreten, daß Personen mit einem Bandscheibenleiden ohne damit einhergehendem chronifizierendem Schmerzgeschehen von ihrer prämobiden Persönlichkeitsstruktur her psychisch unauffällig seien.

Wirbelsäulen- und Bandscheibenschäden werden als primär genetisch bedingte degenerative Erscheinungen gesehen. Ein gleichzeitiges Bestehen von psychischer Erkrankung, Verhaltensauffälligkeiten und Bandscheibenerkrankung wird eher als zufällig angesehen, da diese Krankheitsbilder ohnehin weit verbreitet seien. Auch werden psychische Auffälligkeiten als Rückwirkungen schmerzhafter Bandscheibensyndrome auf die Psyche interpretiert (dazu z.B Kügelgen 1985, S.83, Krämer 1986, S. 285).

Daß ein ständiger psychophysischer Wechselprozeß stattfindet, bei dem sowohl psychische als auch psychosoziale Regulationsprozesse bereits ab der frühen Entwicklung eine wichtige Rolle spielen und mit zu der Entwicklung einer Bandscheibenerkrankung beitragen können, ist jedoch überwiegend nur für chronischen Rückenschmerz mit Bandscheibenleiden in Betracht gezogen worden. Bislang blieben diese Überlegungen beschränkt auf psychosomatische und psychologische Forschungsansätze und hier wiederum eingegrenzt auf das Fortbestehen von Schmerzen, die nicht auf organische Ursachen zurückzuführen sind.

Da bislang psychophysische Entwicklungsprozesse bei Bandscheibenpatienten ohne chronifizierendes Schmerzleiden am wenigsten Aufmerksamkeit erhielten, wollen wir uns mit dieser Gruppe in der Interpretation und Diskussion der Ergebnisse abschließend am ausführlichsten beschäftigen:

Betrachtet man nur die Dimensionen, die für eine neurotische Trias stehen, so finden wir bei den Bandscheibenpatientinnen ohne chronifizierendes Schmerzgeschehen im Vergleich zu gesunden Kontrollen weder Unterschiede in der kognitiv-emotionalen Einschätzung ihrer Depressivität, Ängstlichkeit, noch in ihrer emotionalen Stabilität. Dies trotz der meist langfristig bestehenden Bandscheibenprobleme und der gegenwärtigen akuten Bandscheibenerkrankung, verbunden mit Schmerzen sowie Bewegungs- und Leistungsbeeinträchtigungen.

Sie machen sich nicht mehr Gesundheitssorgen als die gesunden Kontrollen und äußern auch nicht mehr körperliche Beschwerden. Sie sehen sich wie diese lebenszufrieden und kontaktfreudig. In ihrem außengerichteten Coping-Verhalten wie auch in psychosozialen Daten unterscheiden sie sich ebenfalls nicht. Man erhält so zunächst das bereits bekannte Bild: abgesehen von eventuell gegebener besonderer beruflicher Beanspruchung, wegen der sie auch rasch wieder entlassen werden wollen, scheinen diese Patientinnen psychisch stabil und "gesund" zu sein.

Vergleicht man mit den wenigen Nachuntersuchungen operierter Bandscheibenpatienten, bei denen welche ohne Schmerzproblematik ausdrücklich unter psychophysischen und psychosozialen Fragestellungen einbezogen wurden (z.B. Hehl et al. 1983, Valach et al. 1988), so finden sich inhaltliche Entsprechungen zu den Besonderheiten dieser Gruppe in unseren Ergebnissen. So etwa finden Valach et al. (1988) im Vordergrund ihrer Ergebnisse bei Personen, die nach Bandscheibenoperation keine Schmerzproblematik entwickelten, die Bewältigungsform aktive Zuwendung und soziale Unterstützung, sowie die Dimension Katharsis-Handeln/Kontrolle. Dies entspricht weitgehend der ausgeprägten Handlungsorientierung in unserer Gruppe.

Bei den Gruppen mit chronifizierenden Schmerzen finden sie, daß diese wesentlich öfter "rumifizieren", sich selbst beschuldigen und eher ineffizientes Bewältigungsverhalten zeigen. Auch hier ergeben sich also Entsprechungen zum lageorientierten Verhalten unserer Gruppe mit chronifizierender Schmerzproblematik.

Gerade in den für uns zentralen handlungstheoretisch fundierten Ergebnissen zeigen sich also inhaltliche Entsprechungen mit anderen Untersuchungen.

Eine weitergehende Analyse leistungsmotivationaler psychophysischer Aspekte mit dem Fokus auf innengerichteten Anpassungsprozessen verdeutlicht dann weitere Dysregulationen beim Vergleich zur gesunden Kontrollgruppe:

Im Gegensatz zu dieser beschreiben sich Bandscheibenpatientinnen ohne Schmerzproblematik verschlossen und an Umgangsnormen orientiert. Besonders bemerkenswert ist dabei die ebenfalls zugegebene starke Kontrolliertheit/Zurückhaltung bzw. Aggressionsunterdrückung. Mit dieser Annahme stimmt eine ebenfalls von der Kontrollgruppe deutlich abweichende Selbsteinschätzung in der Dimension Erregbarkeit als ausgeprägt ruhig und selbstbeherrscht überein.

Betrachtet man die psychophysiologischen Ergebnisse zur elektrodermalen Aktivität, so steht deren Interpretation im Widerspruch zur Selbstwahrnehmung: Es zeigen sich deutliche Anzeichen physiologischer Erregung mit verstärkter Orientierungsreaktion und erhöhten spontanen Fluktuationen (SFL).

Entsprechend den psychobiologischen Überlegungen Gray's (1982) und Fowles (1980) geht eine erhöhte elektrodermale Aktivität mit einer Hemmung des Verhaltens einher. Pennebaker (1985) konnte zeigen, daß ein erhöhter Hautleitwert verbunden ist mit der Tendenz, Gefühle und Gedanken zu unterdrücken. Walschburger (1980, 1989) wiederum sieht in einer verstärkten Orientierungstätigkeit Anzeichen intensiver Informationsverarbeitung, die häufig mit Verhaltenshemmung oder passiver Vermeidungstendenz einhergehe.

Diese verschiedenen Positionen widersprechen sich aus unserer Sicht nicht. Walschburgers Interpretation bezieht sich beispielsweise eher auf eine "Mikroanalyse" der Informationsverarbeitung, in der dann unterschiedliche kognitive Verarbeitungsprozesse und Funktionen, wie etwa Wahrnehmungs- und Aufmerksamkeitsprozesse im Mittelpunkt stehen. Diese rufen, wenn sie primär affiziert sind, eine verstärkte Orientierungsreaktion hervor. Bei Pennebaker liegt der Schwerpunkt mehr auf einer "Makroanalyse", entsprechend dem Repressor-Sensitizerkonzept der Verdrängung von Gefühlen und der damit einhergehenden globalen Verhaltenshemmung in Bezug zur physiologischen Erregung.

Dieses psychoanalytisch fundierte Repressor-Sensitizer Konzept zusammenfassend in Amelang und Bartussek 1981, S.315-324, stellt ein Persönlichkeitskonstrukt dar, in dem Personen danach beschrieben werden, ob sie sich mit emotional belastenden Situationen sehr beschäftigen (Sensitizer) oder sie zu vermeiden suchen (Repressor). Dieses Konzept wurde im Zusammenhang mit der "perceptual defense Forschung" (Bruner und Postman, 1947) entwickelt. Dabei wurden den beiden Dimensionen unterschiedliche Abwehrmechanismen zugeordnet. Auch wurden sie wiederholt im Zusammenhang mit Verhaltenshemmung untersucht (dazu etwa Traue 1989, S.65). Hier fallen bei der Betrachtung des Persönlichkeitsprofils der Bandscheibenpatientinnen ohne chronifizierendes Schmerzgeschehen die großen Ähnlichkeiten mit dem von Repressoren ins Auge.

Repressoren beschreiben sich beispielsweise bevorzugt positiv und konform zu einer Bezugsgruppe im Sinne sozialer Erwünschtheit, leugnen eigene Schwächen, sehen sich selbst als kontaktfreudig, ruhig, selbstbewußt und frei von körperlichen Beschwerden.

In der physiologischen Reagibilität werden zwar häufiger inverse Beziehungen zwischen physiologischer und verbal berichteter Erregtheit gefunden, interpretiert als Ausdruck einer verstärkten Abwehr, allerdings auch widersprüchliche Befunde. Demgegenüber zeigen Bandscheibenpatientinnen mit chronifizierendem Schmerzgeschehen und neurotisch depressive Patientinnen ein Profil, das wiederum dem von Sensitizern entspricht.

Daß Bandscheibenpatientinnen mit nicht chronifizierenden Schmerzen psychisch stabil und unauffällig seien, wird also einerseits durch deren auffälliges, der Repressionsdimension entsprechendes, normangepaßtes Persönlichkeitsprofil in Frage gestellt, andererseits durch die ausgeprägte Handlungsorientierung. Handlungsorientierung läßt sich zwar durch ganz ähnliche Charakteristika wie Repression umschreiben, ist jedoch aus einem leistungsmotivalen, psychologischen Konzept der Handlungskontrolle abgeleitet, das experimentell fundiert ist und sich primär auf motivationale und volitionale Aspekte der Informationsverarbeitung bezieht.

Dies wirft eine Reihe weiterer Fragen auf, die nur zum kleineren Teil in unserer Arbeit untersucht werden konnten, die sich jedoch aus dem Handlungskontroll-Modell ableiten lassen:

Gibt es beispielsweise weitere Hinweise, die zusammen mit dieser deutlich dysregulierten Motivations- und Handlungsdynamik die Annahme stützen, daß hier eher innengerichtete Anpassungsstörungen vorliegen?

Sind diese innengerichteten Anpassungsstörungen so ausgeprägt, daß sich daraus Hinweise ableiten lassen auf eine dispositions- und entwicklungsbedingte psychophysische Prozeßdynamik, die einen so starken Einfluß auf das Handlungs- und Bewegungsverhalten bekommen kann, daß dadurch ein erhöhtes Risiko plausibel wird, ein Bandscheibenleiden zu entwickeln?

Lediglich in psychoanalytisch fundierten Arbeiten (siehe Kapitel 3.3.2) fanden wir vereinzelt überhaupt Hinweise und Überlegungen zur Ätiologie von Muskelverspannungen und Bandscheibendegenerationen bei schmerzfreien Bandscheibenpatienten, die solche innengerichteten Anpassungsstörungen nahelegen. Dabei werden bewußtseinsnahe Konflikte bei diesen angenommen, im Gegensatz zu unbewußten emotionalen Konflikten, die durch Konversion und andere Abwehrmechanismen aus dem Bewußtsein verdrängt würden bei den chronischen Rückenschmerzpatienten.

Das hier vorgestellte Ergebnis stellt diese Zuordnung bewußtseinsnah/ unbewußt in Frage, da entsprechend dem psychoanalytischen Konzept der Repressor-Sensitizer bei beiden motivational dysregulierten Gruppen unbewußte emotionale Konflikte angenommen werden dürfen. Gerade bei den nicht-chronischen Bandscheibenpatientinnen, die sich wie Repressoren beschreiben, dürften dementsprechend Konversion und Abwehrmechanismen im Sinne von Wahrnehmungsabwehr, Verdrängung, Verleugnung eine wesentliche Rolle spielen. Bei Sensitizern hingegen wird von einer primär emotionalen Fehlangepaßtheit ausgegangen, die sie anfällig macht für dysthyme Störungen und auch affektive Erkrankungen.

Da dieses Konzept hier nicht genauer untersucht werden konnte und dessen Erklärungswert zunehmend in Frage gestellt wird (dazu Amelang und Bartussek 1981, S. 324), haben diese Überlegungen nur Hinweischarakter.

Bei chronischem Rückenschmerz wurden dysfunktional hohe Muskelspannungen im unteren Rücken in subjektiv belastenden Situationen gefunden (Flor, Turk und Birbaumer 1985), allerdings wurde dabei keine Kontrollgruppe von Bandscheibenpatienten einbezogen ohne chronifizierendes Schmerzgeschehen. Man würde dysfunktionale Muskelverspannungen entsprechend unseren Ergebnissen bzw. deren Einordnung in das Handlungskontroll-Modell und das zur Belastungsregulation auch bei den Bandscheibenpatientinnen mit nicht-chronifizierendem Schmerz erwarten, allerdings mit unterschiedlicher Genese und Verlaufscharakteristik.

Entprechend dem Repressor-Sensitizer-Konzept ließe sich un-ser Ergebnis dahingehend interpretieren, daß bei Bandscheibenpatientinnen ohne chronifizierendes Schmerzgeschehen eher eine inverse Beziehung angenommen werden kann zwischen physiologischer Erregung und Verhaltenshemmung. Demnach würden also primär verdrängte emotionale Inhalte im Sinne einer Konversion zu einer erhöhten Muskelverspannung führen. Demgegenüber läßt sich das Ergebnis auch im Sinne Walschburgers interpretieren, was dann eher Wahrnehmungsdefizite nahelegen würde.

Die Betrachtung der dysfunktionalen Motivationsdynamik zusammen mit den Dimensionen des FPI-R zur Zurückhaltung und Kontrolliertheit sowie der Erfassung der physiologischen Erregung in der elektrodermalen Aktivität erbringt also zusätzliche Hinweise, die dafür sprechen, daß diese Gruppe eine dysfunktionale Ausgestaltung von Muskelspannungen aufweisen könnte, die ein erhöhtes Risiko für Bandscheibenerkrankungen darstellen.

Anhand unserer Ergebnisse läßt sich allerdings nicht entscheiden, ob - wie dies Traue (1989) für Spannungskopfschmerz gezeigt hat - wesentlich die Unterdrückung (Verdrängung) von (z.B. handlungsblockierenden) Gefühlen dazu beitragen könnte, und warum diese gerade im unteren Rücken Schädigungen hervorrufen sollen. Genauso denkbar wäre auch ein Wahrnehmungsdefizit für propriozeptive Reize, wie dies von Bischoff (1989) für Spannungskopfschmerz verdeutlicht werden konnte. Beide Prozesse schließen sich allerdings nicht gegenseitig aus, sondern kommen lediglich in unterschiedlicher Gewichtung vor.

Eine mögliche Erklärung, die eher bei den Bandscheibenpatientinnen mit nicht-chronifizierendem Schmerzgeschehen für eine primäre Störung kognitiver Funktionen (Selbstaufmerksamkeit, Konzentration) spricht, ergibt sich aus der bei Handlungsorientierung im Vergleich zu Lageorientierung recht unterschiedlich angenommenen Informationsverarbeitung:

Eine der negativen Konsequenzen einer stark an ständig neuen Aufgaben orientierten Handlungsorientierung, mit primär außenorientiertem Bewältigungsverhalten und Unterdrückung handlungsblockierender Emotionen, könnte eine starke Dissoziation zwischen Denken und Fühlen sein. Das Denken, Wollen und Handeln und damit der Aufmerksamkeits- und Wahrnehmungsfokus ist bei diesen, analog dem Typ-A-Verhalten, ständig auf die erfolgreiche Bewältigung externer Aufgaben und Ziele gerichtet (Matthews and Brunson, 1979). Dies führt insbesondere in den bei dieser Gruppe überwiegend herausfordernden Situationen zu einer eingeschränkten Selbstaufmerksamkeit körperorientierter Regulationsprozesse.

Um erfolgreich zu sein, werden häufig handlungsbeeinträchtigende psychophysische Rückmeldungen (Ermüdung, zu lange Anspannung, Überlastung, aber auch negative Emotionen usw.) unterdrückt. Ein erfolgszuversichtlicher Bewältigungsmodus herrscht vor und geht, bedingt durch ständige aufgabenorientierte Aktivität, einher mit häufig hoher muskulärer Anspannung, verbunden mit physiologischer Erregung. Die wahrgenommene Anstrengung als Bestandteil der Handlungsregulation wird dabei zunehmend fehlreguliert.

Als Konsequenz dieses erfolgszuversichtlichen Bewältigungsverhaltens kann sich dann eine Wahrnehmungsschwäche für Muskelverspannungen bzw. -überlastungen und damit verbundenem Schmerz insbesondere im Muskel-Skelett-System entwickeln.

Dies spricht insgesamt also eher für ein vorherrschendes Wahrnehmungsdefizit bei Bandscheibenpatientinnen ohne chronifizierende Schmerzen, bei gleichzeitig bestehender Tendenz, insbesondere, negative Emotionen zu unterdrücken.

In den Modellen zur Genese des chronischen Rückenschmerzes wurde die Entwicklung dieses Geschehens in der frühen Kindheit und auch die Aufrechterhaltung der bestehenden Schmerzen wiederholt untersucht und beschrieben. Wie könnte man sich die Entwicklung eines solchen Verhaltens bei Bandscheibenpatienten ohne chronifizierende Schmerzproblematik vorstellen?

Bereits während der Erziehung spielt, wie dies im psychoanalytischen Modell beschrieben ist, aber auch in eher lerntheoretisch fundierten Ansätzen (z.B. Pennebaker 1982), die elterliche Aufmerksamkeit für Körperprozesse eine zentrale Rolle. Im Kapitel 3.5 wurde ausgeführt, daß sich während der Affektsozialisierung gerade bei handlungsorientierten Bandscheibenpatienten differentiell unterschiedliche Sozialisationsprozesse im Unterschied zu lageorientierten entwickeln können. Dabei gehen wir davon aus, daß entsprechend den Befunden zur Psychosomatik des Rückenschmerzes beiden Gruppen ein extrem ausgeprägtes Streben nach Lob und Anerkennung zugrundeliegt (Holmes und Wolff 1952, Schultz 1985), das diese aufgrund unterschiedlicher Interaktion mit Situations- und Personfaktoren verschieden ausgestalten.

Wir vermuten, daß bei der nicht-chronischen Gruppe, neben einer hohen Handlungsorientierung, emotionale Kontrolle und Selbstbeherrschung als "positive" Normen im Erziehungsprozeß stark internalisiert wurden. Damit wurde dann früh die Wahrnehmung von mit negativen Emotionen verbundenen Körperprozessen, insbesondere Muskelspannungen, unterdrückt. Entsprechend den Gesetzen der Verhaltenskettung geraten diese dann unter Löschungsbedingungen, was zu einer Wahrnehmungsschwäche führt.

Daß dies so sein könnte, dafür sprechen auch die Beurteilungen im FPI-R, in denen neben den sonst durchweg positiv und erfolgsorientiert beschriebenen Selbstbeurteilungen Kontrolle/Zurückhaltung und Normorientiertheit zugegeben werden. Diese Dimensionen werden (nach wie vor) offensichtlich als positive gesellschaftliche " Qualitäten" eingeschätzt.

Im Gegensatz zu den anderen untersuchten Gruppen beurteilen sich zudem die Bandscheibenpatientinnen ohne chronifizierendes Schmerzgeschehen in ausgewählten leistungs- und erfolgsorientierten Selbstbeurteilungsdimensionen in Abhängigkeit zur Ausprägung ihrer Handlungsorientierung ebenfalls durchweg positiv.

Dieses deutliche Bestreben, gesellschaftlichen Idealnormen einer "positiven", leistungs- und erfolgsorientierten Persönlichkeit jederzeit zu entsprechen, wie sie in einem leistungsorientierten Gesellschaftssystem gefordert werden, scheint somit bei dieser Gruppe besonders ausgeprägt, beziehungsweise besonders stark internalisiert zu sein.

Zusammenfassend verdeutlichen die Ergebnisse, daß bei dieser Gruppe die Handlungsorientierung besonders geprägt scheint durch einen erfolgszuversichtlichen Bewältigungsmodus und ein starkes Streben nach Anerkennung. Im Dienste dieses Strebens entwickelt sich ein stark außen- und erfolgsorientiertes Copingverhalten. Dieses führt zu Ungleichgewichten in innengerichteten Copingprozessen und einer herabgesetzten Wahrnehmungsgenauigkeit für diese.

So etwa steht den deutlichen Zeichen physiologischer Erregung die Beurteilung als ruhig und selbstbeherrscht gegenüber. Der Schwerpunkt kann dabei sowohl auf differentiellen Wahrnehmungsdefiziten für die propriozeptive Wahrnehmung liegen, wie auch auf komplexen Prozessen der Unterdrückung all der negativen und positiven Emotionen, die eine erfolgsorientierte Handlungsregulation beeinträchtigen würden.

Da wir Muskelverspannung nicht erfaßt haben, haben unsere Ergebnisse und deren theoretische Einordnung in das Handlungskontroll-Modell Kuhl's zunächst Hinweischarakter. Die deutlichen Entsprechungen die sich dabei zu den Konzepten der Repressoren oder eines Typ-A-Verhaltens ergeben, bedürfen weiterer Aufmerksamkeit.

7.1.3 Charakteristika von Patientinnen mit Bandscheibenleiden und chronifizierendem Schmerzgeschehen im Vergleich zu neurotisch depressiven Patientinnen

Da unsere Ergebnisse zu Bandscheibenpatientinnen mit chronifizierendem Schmerzgeschehen weitgehend mit denen der zahlreichen Forschungsarbeiten der psychologischen Chronic Low-Back-Pain-Literatur übereinstimmen, soll auf eine detaillierte Darstellung und Erläuterung verzichtet werden. Gesamtprofile zum FPI-R, die verdeutlichen, wie sich diese Gruppe von den gesunden Kontrollen und den nicht-chronischen Bandscheibenpatientinnen in ihrem Persönlichkeitsprofil abgrenzen, befinden sich im Anhang 13. Wir wollen uns auf den Vergleich mit den neurotisch depressiven Patientinnen beschränken und zur "Depressionshypothese" Stellung nehmen.

In der Mehrzahl der Arbeiten zum chronifizierenden Rückenschmerz wird davon ausgegangen, daß solche Patienten, wie auch chronische Schmerzpatienten allgemein die psychophysischen Charakteristika einer depressiven Störung, häufig als "larviert" benannt, aufzeigen (z.B. Hasenbring und Ahrens 1987). In psychoanalytischen Arbeiten, wird meist eine Konversionsproblematik bei familiären Spannungen beschrieben, verbunden mit einer ausgeprägten neurotischen Trias (Hypochondrie, Depressivität und Hysterie) als deren Hintergrund eine Charakterneurose (Fleck 1975) vermutet wird.

Lerntheoretisch fundierte Ansätze betonen dagegen stärker den Einfluß psychosozialer Faktoren. Diese sollen zusammen mit einer, meist nicht näher beschriebenen Prädisposition oder einer erhöhten psychophysischen Vulnerabilität und depressionsspezifischen kognitiven Störungen zu einem eingeschränkten Bewältigungsrepertoir bei erhöhter Streßanfälligkeit führen. Diese Kombination führe dann zu einem erhöhten Risiko für chronische psychosoziale Belastungen (Flor, Birbaumer und Turk 1987).

In den unterschiedlichen Ansätzen wird dabei zwar häufig von einem zugrundeliegenden depressiven Verhalten ausgegangen, allerdings finden sich keine Arbeiten, in denen depressive Störungen bei dieser Gruppe direkt mit denen einer Gruppe neurotisch depressiver Patienten verglichen wurden. Unser Vergleich mit nach Alter, Geschlecht und Schulbildung parallelisierten Gruppen in Abgrenzung zu gesunden Kontrollen ergab folgendes Bild:

Chronische Bandscheibenpatientinnen zeichnen sich durch ähnlich eingeschränkte innen- und außengerichtete Anpassungsprozesse wie neurotisch Depressive aus. Sie sind charakterisiert durch eine deutliche Lageorientierung, hohe Ängstlichkeit, emotionale Labilität und körperliche Beschwerden und darin gleichen sie den neurotisch depressiven Patientinnen. Sie fühlen sich in gleicher Weise wie diese eher überfordert und im Streß.

Sie beschreiben sich ähnlich den depressiven Patientinnen und in deutlichem Kontrast zu den nicht chronischen Patientinnen als gehemmt und kontaktscheu. Die Einschätzung ihrer Erregbarkeit bzw. Empfindlichkeit kontrastiert zu der bei den nicht chronischen Patientinnen und gleicht ebenfalls der depressiver Patientinnen; dies läßt sich jedoch nicht statistisch absichern. Alle diese Dimensionen finden sich ebenfalls ausgeprägt bei primär neurotischen und dysthymen Störungen, sind also nicht spezifisch für eine neurotische Depression.

Im Gegensatz zu der Selbstbeurteilung der Bandscheibenpatientinnen mit nicht chronifizierendem Schmerzgeschehen beurteilen sich sowohl depressive Patientinnen als auch chronische Bandscheibenpatientinnen in ihrer Aggressivität/Kontrolliertheit als eher unauffällig, in der Norm liegend, ebenso in ihrer Offenheit, Normorientiertheit.

Bei einem direkten Vergleich der beiden (allerdings nicht parallelisierten) Bandscheibengruppen zeichnet sich jedoch kein Unterschied in diesen Dimensionen ab. Es bleibt in weiteren Untersuchungen zu klären, ob die statistisch bedeutsam größere Normorientiertheit und Kontrolliertheit bei den nicht chronifizierenden Patientinnen gegenüber den gesunden Kontrollen, stichprobenspezifisch durch eine einseitige Auswahl der gesunden Kontrollen zustandekommt.

Chronische Bandscheibenpatientinnen schätzen sich zwar deutlich depressiver als die gesunden Kontrollen ein, unterscheiden sich allerdings durch geringere Depressionswerte signifikant von der klinisch depressiven Gruppe. Ähnlich verhält es sich mit der Lebenszufriedenheit. Außerdem geben sie trotz ihrer akuten Bandscheibenerkrankung weniger Gesundheitssorgen an als depressive Patientinnen.

Sie ähneln sich also in den Persondispositionen, die allgemein bei neurotischen und psychosomatischen Störungen beschrieben werden und mit einer Selbstwertproblematik und Mißerfolgsorientierung einhergehen.

Sie unterscheiden sich durch deutlich positivere Einschätzungen in Komponenten, die wesentlich zur Selbsteinschätzung eines behandlungsbedürftigen depressiven Syndroms gehören, nämlich in der Einschätzung ihrer Depressivität, ihrer Lebenszufriedenheit und Gesundheit.

Hautzinger (im Druck) verglich unterschiedlichste Patientengruppen mit psychosomatischen Beschwerden und fand auch bei diesen eine ausgeprägte Lageorientierung. Dadurch wird deutlich, daß Lageorientierung nicht spezifisch für depressive Störungen ist, vielmehr gehen dysthyme Störungen, Depressionen, Ängste, Phobien, Zwänge, Persönlichkeitsstörungen durchweg mit der Neigung zur Lageorientierung einher.

Als gemeinsamer Nenner unterschiedlicher Persönlichkeitsmerkmale stellt Lageorientierung also eher den Aspekt einer gestörten Informationsverarbeitung dar, bei unterschiedlichen neurotischen Störungen. Dabei führen insbesondere die handlungsbeeinträchtigenden degenerierten Absichten und emotionale Prozesse zu einer Beeinträchtigung der Handlungskontrolle.

Wir gehen aufgrund dieser und eigener Befunde davon aus, daß bei den Bandscheibenpatientinnen mit chronifizierendem Schmerzgeschehen in der lageorientierten Informationsverarbeitung neurotische, prädisponierende Faktoren zum Ausdruck kommen, insbesondere deutlich in erhöhter Ängstlichkeit, Zwanghaftigkeit und Depressivität bei allgemeiner Mißerfolgsorientierung. Diese Faktoren gehen in einigen Fällen mit einer zugrundeliegenden depressiven Persönlichkeitsstruktur einher oder auch mit einer "somatischen Depression". Bei chronischen psychosozialen Belastungen erhöhen sie die Wahrscheinlichkeit der Entwicklung oder Aufrechterhaltung depressiver Störungen.

Gestützt wird diese Annahme durch die deutlichen Unterschiede in der elektrodermalen Aktivität. Während die Selbsteinschätzung ihrer Erregbarkeit/Gehemmtheit der der depressiven Patientinnen entspricht, zeigen sie im Gegensatz dazu in der elektrodermalen Aktivität keine "depressionsspezifischen" Muster (charakterisiert durch eine verminderte Orientierungsreaktion bei geringen Fluktuationen und einem herabgesetzten Niveau (SCL)). Sie zeigen stattdessen eine zur Norm erhöhte Erregbarkeit und gleichen darin den nicht chronischen Patientinnen. Sie weisen, nicht so ausgeprägt wie diese, eine verlangsamte Habituation und vermehrte Fluktuationen (SFL) bei verminderten Hautleitwerten (SCL) auf. Einschränkend bei der Interpretation dieser Unterschiede kommt allerdings hinzu, daß sowohl die neurotisch depressive Gruppe Medikamente erhielt, als auch die Bandscheibenpatientinnen.

Da diese physiologische Erregung im Unterschied zu den nicht chronischen Bandscheibenpatientinnen einhergeht mit einer dysfunktional niedrigen Lageorientierung, im Kontext einer eher ängstlichen, emotional labilen, selbstunsicheren, gehemmten und mißerfolgsorientierten Persönlichkeit, nehmen wir eine unterschiedliche Genese dieser Aktiviertheit im Vergleich zu den handlungsorientierten Bandscheibenpatientinnen an.

Im vorangehenden Kapitel haben wir festgestellt, daß das Gesamtprofil der Personmerkmale von Bandscheibenpatientinnen mit chronifizierendem Schmerzgeschehen große Übereinstimmung mit den für Sensitizer beschriebenen Personmerkmalen zeigt, während im Widerspruch dazu Verhaltenshemmung allgemein eher den Repressoren zugeschrieben wird. Dieser Widerspruch läßt sich auflösen, wenn man berücksichtigt, daß Verhaltenshemmung, wie sie von Gray (1982) verstanden wird, und das Verstecken (closure) von Gefühlen und Gedanken in den Untersuchungen Pennebakers (1988)

Unterschiede in erlernten Verhaltensmustern eines Zuwendungs- oder Vermeidungsverhaltens erfassen. Dieses aktive Verhalten ist nur indirekt verbunden mit den unbewußten psychoanalytischen Verdrängungsmechanismen, die dem Konversions- und dem Repressor-Konzept zugrundeliegen. Wir gehen davon aus, daß Verhaltenshemmung im Sinne von aktivem Vermeidungsverhalten verbunden mit Muskelverspannung bei dieser Gruppe ebenfalls eine wesentliche Rolle spielt.

Allerdings dürften dabei beim Erlernen spezifischer Verhaltensmuster während des Sozialisationsprozesses ganz unterschiedliche Komponenten im komplexen Geschehen innen und außengerichteter Bewältigungsprozesse im Interaktionsgeschehen eine Rolle spielen. So etwa vermuten wir, daß die ausgeprägte Lageorientierung und die damit einhergehende Furcht vor verstärktem, selbstwertrelevantem Mißerfolg in belastenden Situationen rasch eine Bewältigungsstimmung aufkommen läßt, die einem andauernden Überforderungs-Reaktanz-Stadium im Walschburgerschen Modell entspricht. Neben der ständigen Wahrnehmung der körperlich-vegetativen Überforderungszeichen kommen dann auch noch die durch die ständig interferierenden degenerierten Absichten bedingten, funktional-kognitiven Beeinträchtigungen der Informationsverarbeitung hinzu.

Dies hat zur Folge, daß eine ständig hohe Aktivierung kognitiver und emotionaler Prozesse gegeben ist, einhergehend mit verstärkter Selbstaufmerksamkeit. Diese ist gerichtet auf die bedrohte Integrität der eigenen Person. Diese erhöhte Aktivierung dient auch dazu, die durch die ständig interferierenden lageorientierten Kognitionen auftretenden zusätzlichen funktional-kognitiven Beeinträchtigungen besser kompensieren zu können.

Hinzu kommen weitere, bei Lageorientierung besonders ausgeprägte und vermutlich im Sozialisierungprozeß erworbene Schwächen (Kuhl und Kraska im Druck), wie etwa der ständig hohe Anforderungscharakter, der überall gesehen wird. Es wird alles als Muß-Instruktion verstanden, was eine ständig hohe Leistungsbereitschaft erzeugt und die Überforderungsproblematik aufrechterhält. Eine dadurch zum Teil diffus-aufgeregte Bewältigungsstimmung geht dann häufig einher mit einer erhöhten muskulären Anspannung.

Die Unfähigkeit, degenerierte Absichten aufgeben zu können, um die Aufmerksamkeit ganz auf gegenwärtig kontextadäquate Anforderungen zu richten, erhöht das Risiko, durch ständig hohe Anspannung verspannungsbedingte Schmerzen und Degenerationen im Muskel-Skelettsystem aufrechtzuerhalten. Dies kann bei zusätzlich gegebenen psychosozialen Stressoren bis zur Erschöpfung der Bewältigungsressourcen führen, mit einer damit einhergehenden depressiven Entwicklung.

Neben der eher depressiogenen, mißerfolgsorientierten Sichtweise, die für sich schon zu einer erhöhten Überforderungsbereitschaft führt, kommen also funktionale Defizite durch die ständig interferierenden degenerierten Absichten hinzu, die bei alltäglichen Belastungen rasch zu Überforderung, verbunden mit hoher Anspannung, führen.

7.2 Allgemeine Diskussion

Im Vordergrund dieser Arbeit steht die Analyse motivationaler und volitionaler Prozesse der Handlungsregulation und deren Rolle bei der Entwicklung und Aufrechterhaltung von dysfunktionalen Muskelverspannungen, die das Risiko von Bandscheibbenerkrankungen erhöhen. Es ließen sich differentiell-psychologische Unterschiede deutlich machen, die wesentlich zur Entwicklung und Ausgestaltung von Bandscheibenerkrankungen beitragen dürften. Dabei lassen sich nicht nur bei Bandscheibenpatientinnen mit chronifizierender Schmerzproblematik psychophysische Dysregulationen deutlich machen, welche die Handlungsregulation in spezifischer Weise beeinflussen, sondern auch bei solchen Patientinnen, bei denen sich keine chronifizierenden Schmerzen abzeichnen.

Beiden Gruppen gemeinsam scheinen ein starkes Streben nach Anerkennung und eine hohe Selbstverpflichtung zu sein. Dies macht sie besonders empfindlich für Leistungsdruck im Rahmen gesellschaftlicher Normen. Diese Empfindlichkeit wird einerseits mißerfolgsängstlich ausgestaltet, was die eigene Leistungsfähigkeit und die körperliche Stabilität betrifft, andererseits erfolgszuversichtlich unter Vernachlässigung eigener körperlicher Grenzen. Dies prägt die Selbstaufmerksamkeit in unterschiedlicher Weise für die Wahrnehmung körperlicher Dysregulationen und Belastungsgrenzen.

Neben konstitutionellen Schwächen und spezifischen Personmerkmalen dürften vor allem unterschiedliche Erfahrungen während der frühen Affektsozialisation in der Auseinandersetzung Person-Situation-Umwelt zu einer solchen dichotomen, dysfunktionalen Ausformung verstärkt beigetragen haben (Kazén-Saad und Kuhl 1989).

Bei den überwiegend an Krankheitskonzepten orientierten Ansätzen zum chronischen Rückenschmerz wird von psychopathologischen oder psychosozialen Störungen ausgegangen. Die von uns hervorgehobenen psychophysischen Dysregulationen bedingt durch den Konflikt zwischen "kognitivem Wollen und emotionalen Bedürfnissen" (Kazen-Saad und Kuhl 1989, S.54), wurden bislang vernachlässigt. Gerade jedoch solche Konflikte wirken sich unmittelbar auf alltägliches Handeln und Bewegungsverhalten aus und damit auf statische und dynamische Prozesse im Muskel-Skelettsystem, bis hin zu Störungen und Erkrankungen.

Das Handlungskontroll-Modell (Kuhl 1983, 1984a) stellt als theoretisches Konzept kein spezifisches Modell für Muskelverspannung oder etwa eine Bandscheibenpersönlichkeit dar. Es dient vielmehr als allgemeinpsychologisches Erklärungsmodell einem erweiterten Verständnis für bislang eher vernachlässigte dynamische motivationale und volitionale Prozesse im Gesamtkontext der komplexen menschlichen Informationsverarbeitung, und dies auch bei psychischen und psychosomatischen Störungen. Hier wurde der Fokus besonders auf Rückenschmerz und Bandscheibenprobleme gerichtet.

Solche "Mikroanalysen" differentiell-psychologisch unterschiedlicher motivationaler Prozesse wurden bislang in der Rückenschmerzforschung vernachlässigt. Meist werden diese global im Zusammenhang mit der emotionalen und/oder Leistungsproblematik bei affektiven Störungen als affektiv-motivationale Störung angesprochen. Dabei wird die Dynamik motivationaler und volitionaler Prozesse vernachlässigt oder einseitig nur bei chronischer Schmerzproblematik in Betracht gezogen.

Da kognitiv-emotionale Verarbeitungsprozesse eng mit motivationalen und volitionalen Prozessen, aber besonders auch über Emotion und Handeln mit dem Muskelsystem verknüpft sind und sich direkt auf die Handlungsregulation auswirken, eignet sich ein handlungstheoretischer Ansatz aus unserer Sicht besonders gut für die differenziertere Erforschung solcher Wechselprozesse mit dem Bewegungsverhalten.

Es sei abschließend nochmals hervorgehoben, daß es sich sowohl beim Handlungskontrollmodell Kuhls (1983) als auch dem Beanspruchungs/Belastungsmodell Walschburgers (1989) um Modellebenen handelt, welche eine Struktur-/Prozessdynamik menschlicher Wahrnehmung und Informationsverarbeitung, also innengerichteter Bewältigungsprozesse aus differentiell-psychologischer, allgemeinpsychologischer und psychophysiologischer Sicht, sozusagen "molekular", unter objektivierbaren experimentellen Kriterien analysieren.

Auf der gleichen Modellebene liegen neuere verhaltensmedizinische Ansätze zur Wahrnehmung der Muskelspannung, wie sie etwa von der Ulmer Forschungsgruppe zum Spannungskopfschmerz und zum Rückenschmerz vorgelegt wurden (Bischoff, Traue und Zenz 1989). Auch die lern- und kognitionstheoretisch fundierten Ansätze entsprechen weitgehend diesen experimentellen Kriterien. Zum Teil vernachlässigen sie dort, wo sie stark therapieorientiert zum chronischen Rückenschmerz ausgearbeitet wurden, diese "molekulare" Ebene und wenden sich einseitig außengerichteten Copingfertigkeiten, bezogen auf psychosoziale Einflußfaktoren zu (Turk und Flor 1984; Turk, Flor und Rudy 1987). Vor allem wird der Entwicklungsaspekt einer dynamischen Interaktion bzw. Transaktion von Persondispositionen, die sich erst in spezifischen Anforderungssituationen entfalten, vernachlässigt.

Gegenüber dieser "molekularen" Modellebene lassen sich
psychoanalytische Ansätze mit einer "molaren" Ebene
vergleichen, bei der die klinischen Beschreibungen eher
aus der Kenntnis und dem Verstehen vieler Einzelfälle
abgeleitet werden und meist am psychoanalytischen Krankheitsmodell orientiert sind.

Aus dieser Unterscheidung folgt, daß Ansätze dieser unterschiedlichen Modellebenen nicht vergleichend nebeneinander
gestellt werden können; allerdings auch, daß die genauere
Kenntnis "molekularer" Strukturen kognitiv-emotionaler
Verarbeitungsprozesse Konsequenzen hat für die Modellent-
wicklung "molarer" (z.B. psychodynamischer) Zusammenhänge.
Analysieren "molekularer" und Verstehen "molarer" Zusammenhänge sollten sich jedoch gegenseitig ergänzen.
Voraussetzung ist allerdings, daß sie als (wissenschaft-
lich) offene Systeme angelegt sind.

In der Interpretation zu den einzelnen Hypothesen haben
wir differentielle Überlegungen diskutiert, wie sich die
unterschiedlichen Ergebnisse zu Bandscheibenpatientinnen
mit und ohne chronifizierendes Schmerzgeschehen im Kontext
des Handlungskontrollmodells einordnen und interpretieren
lassen.

Besonders deutlich konnten wir dabei herausarbeiten und
experimentell belegen, daß auch bei den Bandscheibenpatientinnen ohne chronifizierendes Schmerzgeschehen von
einer motivationalen Dysregulation ausgegangen werden
kann, welche mit zur Entwicklung einer Bandscheibendegeneration beitragen dürfte.

Das Konzept einer Verhaltenshemmung wird im Kontext von
Emotionsunterdrückung in sozialen Situationen, ausgehend
von Freuds Konversionshypothese und Reichs (1973) Charakterisierung eines Muskelpanzers als Somatisierung von

Repressionsmechanismen, auch im Zusammenhang mit Rückenschmerz diskutiert. Allerdings wird "Hemmung" meist nicht eindeutig eingegrenzt auf die Meßebene, auf der sie untersucht und beschrieben wurde. Die Verwendung des Begriffs in unterschiedlichem Kontext schafft Unklarheit. Dies wurde auch bei der Interpretation der eigenen Ergebnisse deutlich.

Einige Widersprüche sollen nochmals aufgezeigt werden am Beispiel des Repressor-Sensitizer-Konzeptes, das häufig im Zusammenhang mit psychoanalytischen Verdrängungsmechanismen und Verhaltenshemmung (im Sinne Gray's) genannt wird:

Dabei wird eine Verhaltenshemmung eher den Repressoren zugeschrieben (Buck 1984, Pennebaker 1988) und im Sinne der Konversionshypothese diskutiert.

In den psychosomatischen Arbeiten zur chronischen Lumbo-Ischialgie (z.B. Ahrens, 1986; Schultz 1985) fällt auf, daß bei diesen Patienten alle Charakteristika der Dimension Sensitizer geschildert werden, also Klagsamkeit, depressive Verstimmung, Ängstlichkeit, jedoch auch die von Repressoren, wie etwa Selbstkontrolle, Starrheit, Sich-Zusammenreißen. Diese unterschiedlichen Verhaltensweisen werden als Ambivalenzkonflikt zwischen "Abhängigkeitswunsch und Aktivismus" oder auch "Omnipotenz und Ohnmacht" (Ahrens 1986, Kütemeyer und Schulz 1986) beschrieben. Diese beiden Seiten werden innerhalb einer Person gesehen. Patienten, die keine chronifizierenden Schmerzen bei einer Bandscheibenerkrankung haben, werden von diesen Überlegungen meist ausgenommen.

In unseren Ergebnissen lassen sich Merkmale von Repression gerade den Bandscheibenpatientinnen mit nicht-chronifizierendem Schmerzleiden zuordnen, während die Gruppe mit chronifizierendem Schmerzleiden sich den Sensitizern zuordnen läßt.

Auch die psychophysiologischen Befunde ergeben gruppenspezifische Unterschiede in der physiologischen Reagibilität. Im Vergleich zu gesunden Kontrollen und neurotisch depressiven Patientinnen zeigen beide Gruppen mit Bandscheibenerkrankung, also die handlungsorientierten/nichtchronischen "Repressoren" und die lageorientierten/chronischen "Sensitizer" Anzeichen einer verstärkten Reagibilität in der elektrodermalen Aktivität.

Hier ergeben sich weitere Fragen zum Konzept der Verhaltenshemmung. Entsprechend Fowles (1980) geht eine erhöhte elektrodermale Aktivität einher mit Verhaltenshemmung. Pennebaker (1988) sieht einen Zusammenhang zwischen diesem Konzept und der von ihm untersuchten kognitiven und emotionalen Verschlossenheit. Das psychoanalytische Konzept widerum legt dies nur für Repressoren nahe. Walschburger (1989) dagegen nimmt eher an, daß eine verstärkte Reagibilität in der elektrodermalen Aktivität Ausdruck einer verstärkten Informationsverarbeitung sei.

Möglicherweise lassen sich die Widersprüche weitgehend auflösen, wenn man den jeweiligen Kontext berücksichtigt, in den der theoretisch unterschiedlich begründete Hemmungsbegriff eingebettet wurde. Wir meinen, daß es sinnvoll ist, den Hemmungsbegriff nur ganz eingegrenzt zu verwenden.

Der wesentliche Vorteil eines allgemeinpsychologisch und persönlichkeitspsychologisch fundierten "molekularen" Konzepts der Handlungskontrolle liegt darin, daß sich weiter aufdifferenzieren und verdeutlichen läßt, welche Teilfunktionen und Subsysteme der Informationsverarbeitung durch einen handlungs-/versus lageorientierten Verarbeitungsmodus besonders affiziert werden.

Es läßt sich auch plausibel machen, daß, wie auch immer verstandene "Verhaltenshemmung" und das mit dieser einhergehende Verbergen von Gefühlen und Gedanken bei beiden Gruppen eine unterschiedliche Genese und Ausgestaltung hat. Dies dürfte zu differentiell unterschiedlichen Muskelverspannungsmustern führen, die es noch genauer zu erforschen gilt.

Bei den nicht-chronischen handlungsorientierten Bandscheibenpatientinnen läßt sich ein primäres differentielles Wahrnehmungsdefizit aus der Handlungskontrolltheorie ableiten:
Im Zusammenhang mit dem stark außen- und erfolgsorientierten Bewältigungsmodus dürfte die interozeptive Wahrnehmung vernachlässigt werden. Auf dieser Basis entwickeln sich dann leicht Wahrnehmungsdefizite, bezogen auf die, bei einem solchen Bewältigungsmodus häufig gegebenen, muskulären Dysregulationen. Zusätzlich dürften die durch den stark außenorientierten Wahrnehmungsfokus unterdrückten handlungsbeeinträchtigenden Emotionen zur Aufrechterhaltung solcher Dysregulationen beitragen und das Risiko von Bandscheibendegenerationen weiter erhöhen.

Bei den Bandscheibenpatientinnen mit chronifizierendem Schmerzgeschehen ergeben sich ebenfalls differenziertere Hinweise im Vergleich zu den herkömmlichen Konzepten zur chronifizierenden Lumbo-Ischialgie:

Die Charakteristika einer neurotischen Trias, welche diese Gruppe als "Sensitizer" beschreiben, lassen sich nur durch Zusatzannahmen in Zusammenhang bringen mit der traditionellen psychoanalytischen Konversionshypothese. Konversion als Unterdrückung bzw. Somatisierung von Affekten scheint zudem eher verknüpft mit der Repressiondimension.

Auch die Arbeit von Kröber (1985) verdeutlicht, daß der Konversionsbegriff im Zusammenhang mit Rückenschmerz weiterer Differenzierung und Abgrenzung bedarf. Eine chronifizierende Rückenschmerzproblematik läßt sich damit nicht befriedigend erklären.

Bei dieser Gruppe lassen sich aus der Analyse einer lageorientierten Informationsverarbeitung detaillierte Hinweise auf differentiell unterschiedliche Verarbeitungsprozesse im Vergleich zu handlungsorientierten Bandscheibenpatientinnen aber auch in Abgrenzung zu neurotisch depressiven Patientinnen aufzeigen.

Dies legt unterschiedliche Komponenten, die zu einer differentiell von der anderen Gruppe unterscheidbaren dysfunktionalen Muskelverspannung nahe. So etwa entwickelt sich zusätzlich aufgrund der emotionalen Labilität und Ängstlichkeit rasch ein Überforderungs-Reaktanz Zustand in Bewältigungssituationen. Neben den deutlichen dysthymen, neurotischen Störungen, wie sie bei psychosomatischen Störungen häufig gegeben sind, mit eingeschränktem Bewältigungsrepertoire, lassen sich weitere Störungen kognitiver, lageorientierter Funktionen eingrenzen, die dysfunktionale Muskelverspannungen ebenfalls aufrechterhalten.

Alle diese Aspekte bedürfen weiterer experimenteller Überprüfung.

Abschließend soll noch kurz darauf eingegangen werden, welche Konsequenzen sich für das aktuell diskutierte verhaltensmedizinische Diathesis-Streß-Konzept von Flor

(1984) aus dieser differentiell-psychologischen Betrachtungsweise ergeben.

Das Hauptverdienst dieses Modells liegt zweifellos darin, im Anschluß an das eher biologisch fundierte Gate-Control-Modell besonders die Rolle von psychischem Streß und psychosozialen Faktoren in einem biopsychosozialen Gesamtmodell verdeutlicht zu haben.

Bischoff und Traue (1983) hatten bereits auf Mängel dieses Ansatzes hingewiesen. Sie kritisieren, daß dieses Konzept sowohl die physiologische Regenerationsfähigkeit der Muskulatur zu wenig berücksichtigt, als auch Prozesse der Selbst- und Körperwahrnehmung. Wir meinen, daß auch differentiell-psychologische Unterschiede, welche die Informationsverarbeitung gerade in Belastungssituationen wesentlich prägen, hierbei einer stärkeren Berücksichtigung bedürfen. Dies sowohl bezogen auf die alltäglichen mißerfolgsorientierten Belastungssituationen (und nicht nur bei signifikant negativen Lebensereignissen) als auch insbesondere in erfolgszuversichtlichen herausfordernden Situationen.

Mit unserer Untersuchung konnten wir verdeutlichen, daß das Handlungskontrollkonzept in Zusammenhang mit dem Beanspruchungs-/Belastungsmodell von Walschburger differenzierende zusätzliche Gesichtspunkte ermöglicht. Die von Flor hervorgehobenen drei Modellkomponenten (siehe Kapitel 2.6), die sich gegenseitig bedingen, lassen sich über solche "molekularen", differentiell-psychologisch fundierten Konzepte aus unserer Sicht sparsamer und gleichzeitig detaillierter erklären. Ein wesentlicher Vorteil dabei ist, daß auch die Rolle erfolgreichen Bewältigungsverhaltens und positiver Emotionen - beides möglicherweise verbunden mit Dysregulationen in der Muskulatur - berücksichtigt wird und das Modell im Gegensatz zum Diathesis-

Streß-Modell Gültigkeit hat für die Gesamtgruppe aller Rückenschmerz- und Bandscheibenpatienten.

Welche zusätzlichen differenzierenden diagnostisch-therapeutischen Hinweise sich aus der von uns vorgeschlagenen Modellkombination ergeben, soll noch kurz diskutiert werden.

7.2.1 Kritische Überlegungen zur Methodik

Wir konnten experimentell verdeutlichen, daß sich auch Bandscheibenpatientinnen ohne chronifizierendes Schmerzgeschehen durch motivationale Dysregulationen und eine Reihe damit zusammenhängender psychologischer Aspekte der Handlungskontrolle unterscheiden. Dieses Ergebnis bedarf nun zunächst weiterer Replikationsuntersuchungen, bei denen die methodischen Mängel dieser Untersuchung vermieden werden.

Eine der methodischen Schwächen dieser Untersuchung ist, daß die experimentelle Untersuchungsmethodik sowohl bei den Fragebögen als auch im Habituationsexperiment einer Statusdiagnostik entspricht und somit keine Aussagen auf die Prozeßdynamik unterschiedlicher Belastungsverläufe erlaubt. Gerade diese jedoch lassen erst Aussagen über dysfunktionale Muskelanspannungen zu.

Die zuverlässige dichotome Zuordnung zur chronischen versus nicht-chronischen Gruppe war für die behandelnden Ärzte zum Teil sehr schwierig, da bei vielen Patientinnen eine chronische Schmerzproblematik anhand der klinischen Daten nicht sicher festzustellen war. Zudem wurde die Frage eines primären oder sekundären Schmerzgeschehens nicht weiter eingegrenzt.

Die Untersuchungsverfahren zu den verschiedenen Erfassungsebenen wurden zeitlich versetzt zueinander erhoben. Auf diese, allerdings in solchen Untersuchungen häufige Problematik haben wir an anderer Stelle bereits hingewiesen (Straub 1988).

Eine weitere Schwäche unseres experimentellen Designs liegt darin, daß Selbstbeurteilungen im Vordergrund stehen, deren Problematik hinreichend bekannt ist (Kempf, Keller und Straub 1985). Damit ist die verbal-subjektive Ebene überrepräsentiert, während die physiologische Ebene lediglich durch die Erfassung der elektrodermalen Aktivität im relativ situationslosen Habituationsexperiment repräsentiert ist, die verhaltensmäßig-motorische Ebene, die zentral interessierte hätte, wurde jedoch überhaupt nicht erfaßt.

Letztlich läßt diese "Statusdiagnostik" gerade zur Dynamik, die sich erst im Geschehensverlauf während einer, z.B für Rückenverspannungen relevanten subjektiven Belastungssituation entwickelt, nur eingeschränkte Aussagen zu. Über differentielle psychophysische Unterschiede chronischer gegenüber nicht chronischer Rückenschmerzpatienten kann erst in weiteren Untersuchungen, in denen diese Dynamik berücksichtigt wird, mehr ausgesagt werden.

Erforderlich wären hierzu prozeßorientierte Laborexperimente, wie sie von Walschburger zum Beanspruchungs-/Belastungsverhalten (Walschburger 1989a) vorgeschlagen wurden, um den Belastungsverlauf über die Erfassung von Erlebens- Verhaltens- und psychophysiologischen Parametern sowie die Veränderung der Wahrnehmung der Muskelverspannung in diesem Kontext synchron und kontinuierlich erfassen zu können. Daß solche Untersuchungen einen hohen methodischen und computertechnischen Standard voraussetzen, dürfte allerdings offensichtlich sein.

In weiteren Untersuchungen sollte deshalb zunächst geklärt werden, ob die rasche technische Entwicklung bereits den Einsatz von Bioportgeräten, wie sie von Bischoff (1989) zum Spannungskopfschmerz entwickelt und eingesetzt wurden, nahelegt. Mit diesen ließen sich dann belastende Alltagssituationen erfassen.

Eine weitere Einschränkung dürfte dadurch gegeben sein, daß die untersuchten Bandscheibenpatientinnen eingeschränkt repräsentativ sein dürften, bezogen auf die Gesamtpopulation aller Patienten mit primär myogen bedingten Bandscheibenerkrankungen. Das Klientel einer Neurologischen Abteilung in einer Psychiatrischen Klinik dürfte sich wesentlich unterscheiden von dem einer, auf Bandscheibenpatienten spezialisierten, orthopädischen Rehabilitationsklinik. Deshalb wären zunächst weitere vergleichende Untersuchungen zur zentralen Annahme motivationaler Dysfunktionen bei beiden Gruppen in unterschiedlichen Behandlungseinrichtungen und im ambulanten Bereich erforderlich.

Auch läßt sich im klinischen Rahmen das Problem der Medikation kaum lösen. Wieweit bei den Bandscheibenpatientinnen die überwiegend eingesetzten Muskelrelaxantien und bei den depressiven Patientinnen die meist trizyklischen Antidepressiva insbesondere die Aussagen der psychophysiologischen Ergebnisse einschränken, läßt sich kaum einschätzen.

7.3. Folgerungen für diagnostisch-therapeutische und präventive Maßnahmen

Es wäre sicherlich verfrüht, ohne weitere experimentelle Untersuchungsschritte nun gleich differenzierte Strategien abzuleiten für die Verbesserung integrativer psychosomatischer Behandlungskonzepte, wie sie für Bandscheibenpatienten vorgelegt wurden (z.B. Kütemeyer 1981). Zunächst erscheint wichtig, die postulierten komplexen Phänomene, wie etwa das eines differentiellen Wahrnehmungsdefizites oder die unterschiedlichen Prozessebenen, die mit einer dysfunktionalen Muskelspannung zusammenhängen, genauer unter differentiell-psychologischen und handlungstheoretischen Gesichtspunkten zu analysieren.

Aus der Handlungskontrolltheorie lassen sich dennoch einige differenzierende Hinweise ableiten, die sowohl für differentiell-diagnostische als auch für präventive Überlegungen bei Bandscheibenerkrankungen zu zusätzlichen, bislang zu wenig berücksichtigten Gesichtspunkten führen. Auch für den Umgang mit akut erkrankten Patienten mit bestehender akuter oder chronischer Schmerzproblematik ergeben sich daraus differenzierende Hinweise.

Aus differentiell-diagnostischer Sicht legen die Ergebnisse dieser Untersuchung nahe, daß der HAKEMP-Fragebogen als Screening-Instrument den üblichen Verfahren überlegen sein dürfte. Im Gegensatz zum MMPI oder BDI identifiziert er nicht nur Patienten mit einer chronifizierenden Schmerzproblematik hinsichtlich ihrer neurotischen Struktur oder anhand der damit verbundenen Depressivität, sondern auch diejenigen Bandscheibenpatienten, die aufgrund ihrer starken Handlungs- und Erfolgsorientierung und der damit vermutlich einhergehenden eingeschränkten Selbstaufmerksamkeit ebenfalls besonders gefährdet scheinen, Bandscheibenvorfälle zu erleiden.

Unsere gegenwärtigen klinischen Erfahrungen, die noch einer experimentellen Überprüfung bedürfen, bestätigen, daß als Screening die Durchführung des HAKEMP allein, besser jedoch zusammen mit dem FPI-R und einem Depressionsfragebogen bereits zuverlässigere und differenziertere Aussagen ermöglicht als die bislang verwendeten Verfahren. In weiteren Untersuchungen mit akuten Bandscheibenpatienten wird zu klären sein, wieweit die Erfassung der Handlungskontrolle den bislang eingesetzten Fragebögen, wie etwa dem MMPI oder dem von Hasenbring und Ahrens (1986) empfohlenen Beck-Depressions-Fragebogen (BDI), die lediglich das Ziel haben, problematische Patienten herauszufinden, überlegen ist. Die Schwäche dieser Verfahren liegt darin, daß sie einseitige, krankheitsorientierte Aussagen machen.

Bei der Erarbeitung präventiver Konzepte erscheint es wichtig, in einem ersten Schritt, neben dem eher mechanistischen Verständnis von Rücken- und Verspannungsproblemen, auch das Verständnis für Zusammenhänge mit psychophysischen Dysregulationen des außen- und innengerichteten Bewältigungsverhaltens und dem Lebenskontext zu entwickeln. Dabei sollte nicht nur bei chronischen Rückenschmerzen der ganze Mensch in seinem gegenwärtigen Lebenskontext betrachtet werden.

Mit unserer Untersuchung verfolgen wir auch das Ziel aufzuzeigen, in welcher Weise die "innere Haltung", die zu Verspannungen führt, über psychophysische Gesamtkonzepte faßbar und damit besser verständlich gemacht werden kann. Erst ein vermittelbares Verständnis solcher Zusammenhänge führt bei "Behandlern" wie Betroffenen zu bewußter Beachtung dieser Zusammenhänge und erhöht die Bereitschaft für präventive Maßnahmen. Die Entwicklung des Bewußtseins für Zusammenhänge zwischen innerer und äußerer Haltung wirkt sich auf die Lebensführung so aus, daß das Bedürfnis entsteht, die Wahrnehmung der eigenen Körpergrenzen zu verbessern, um sich so "gesünder" mit dem ständig gegebenen normativen gesellschaftlichen Leistungsdruck auseinandersetzen zu können. Dies erst bewirkt, daß die "äußere", muskuläre Haltung in ein Gleichgewicht kommt. Von dieser allgemeinen, ganzheitlichen Betrachtung in konkrete Überlegungen kommend, heißt dies:

Bei handlungsorientierten Bandscheibenpatienten erscheint es in einem ersten Schritt wichtig, neben psychodynamisch orientierten Gesprächen konkrete Information über psychophysische Zusammenhänge zu vermitteln. Damit kann zunächst sowohl die Compliance erhöht als auch die eigene Kompetenz verbessert werden. Dann gilt es diesem Personenkreis gerade ganzheitliche körperorientierte Verfahren, aus denen keine Erfolgs- und Ertüchtigungsideologien ableitbar sind, näherzubringen. In diesen wird die Verbesserung einer differentiellen Wahrnehmung für die eigene Muskel-Skelett-Organisation und der von Anspannung und Entspannung besonders entwickelt. Gelingt auch dies, so wächst damit die Bereitschaft, die "innere Haltung" und deren Zusammenhang mit Verspannungsproblemen kritisch zu betrachten, und die eigene stark normorientierte Einbettung in gesellschaftliche Bezüge, die diesen Wechselprozeß aufrechterhalten, zu erkennen.

Da gerade handlungsorientierte Personen besonders dazu tendieren, negative Gefühle nicht zu zeigen oder auch anzusprechen, ebensowenig zwischenmenschliche Konflikte zu verbalisieren, sollte auch bei offensichtlichen Problemen im psychosozialen Umfeld bei diesen Patienten zunächst Information zur Verbesserung der eigenen Kompetenz im Vordergrund stehen, unterstützt durch praktische Erfahrungen zum eigenen Verspannungszustand über Wahrnehmungstrainings. Besonders geeignet scheinen dabei Muskelentspannungs- und Biofeedbackmethoden.

Bei lageorientierten Bandscheibenpatienten wäre dagegen zunächst sorgfältig zu prüfen, wieweit die akuten psychosozialen und familiären Probleme und die sich daraus ergebenden Überforderungsprobleme so akut im Vordergrund stehen, daß eine begleitende psychotherapeutische Stutzung sinnvoll erscheint.

Auch bedarf es zunächst der Überprüfung, ob eher die Lageorientierung im Vordergrund steht mit konkreten handlungsbeeinträchtigenden funktionalen Defiziten bei gegebener hoher Leistungsmotivation. Dies bedeutet, die Verbesserung der Handlungskontrolle anzustreben. Ein motivationales Defizit hingegen im Sinne gelernter Hilflosigkeit oder Hoffnungslosigkeit, einhergehend mit einer eventuell behandlungsbedürftigen primär depressiven Störung bedarf einer anderen Intervention.

Da lageorientierte Personen rasch dazu neigen, Verpflichtungen auf sich zu ziehen und sich dadurch ständig neu zu überfordern, da sie fremd- und selbstbestimmte Handlungsziele schwer gewichten können, sollte eine Begleittherapie die konkrete Handlungsplanung des Alltags und den psychodynamischen Hintergrund einbeziehen. Lernziel sollte es sein, die Kontextadäquatheit von Handlungsabsichten differenzieren zu lernen. Es kommt also auf Maßnahmen an, die zur Entlastung des weitgehend selbsterzeugten hohen Handlungs- und Überforderungsdrucks führen und damit auch zu einer Verminderung der damit einhergehenden muskulären Dysregulation. Daneben sind auch bei diesem Personenkreis körperorientierte Methoden sinnvoll, haben jedoch eher entlastende tonisierende Funktion. Da diese Personen ohnehin zu einer verstärkten Selbstaufmerksamkeit auch für körperliche Dysregulationen tendieren, sollten solche Verfahren eher begleitenden Charakter haben.

Auch alle in der Schmerz- und Depressionstherapie angewandten Verfahren zur Verbesserung der Bewältigungsfertigkeiten und zur Verringerung der Selbstwertproblematik sind indiziert. Allerdings gilt es, dabei den lageorientierten Motivationszustand einzubeziehen, so etwa hält Kuhl (1984a, S.421) bei ausgeprägter dispositioneller Lageorientierung rein kognitive Verfahren für kontraindiziert, da zunächst die tatsächlich bestehenden funktionalen kognitiven Defizite bearbeitet werden sollten, welche gegenwärtiges Denken und Handeln erschweren und somit eine reale Basis für negative Kognitionen und Attributionen bilden.

Solche intensiven integrativen psycho-somatischen Maßnahmen könnten bei akuter Bandscheibenerkrankung (nach sorgfältiger Indikation) den Heilungsprozeß wirksam unterstützen und gleichzeitig das Rückfallrisiko verringern.

Genauso wichtig erscheint es, diese Risikogruppen bereits im Vorfeld zu erreichen über geeignete, möglichst durch ganzheitliche Sichtweisen geprägte Maßnahmen zur Gesundheitsförderung. Beispielsweise sollte die häufig zu findende Trennung von einerseits einem Muskelaufbautraining und der rein körperlichen Ertüchtigung und andererseits der meist unabhängig davon gesehenen Entwicklung der bewußten Wahrnehmung und Akzeptierung eigener psychischer und physischer Grenzen aufgehoben werden zu gunsten der Entwicklung von integrativen, aufeinander bezogenen psycho-somatisch fundierten präventiven Konzepten .

7.4. Ausblick

Die psychologische Rückenschmerzforschung hat sich lange Zeit nur den Problempatienten zugewendet, die chronische Schmerzen entwickeln. Dabei wurde neben biologischen vor allem auf die Rolle psychosozialer Faktoren und auf eingeschränkte außenorientierte Bewältigungsfertigkeiten im Zusammenhang mit Überforderung hingewiesen, während differentiell-psychologische Gesichtspunkte weitgehend vernachläßigt wurden.

In der vorgelegten Untersuchung kam es darauf an, ein differentiell-psychologisches Gesamtmodell zur Motivation und Handlungskontrolle zu untersuchen und zu prüfen, ob sich die Genese von Rückenverspannungen mit Hilfe ergänzender motivationaler Aspekte differenzierter beschreiben läßt. Es wurden einige konkrete Vorschläge erarbeitet, wie motivationale und psychophysische Prozesse in ein Gesamtkonzept integriert werden könnten. Ein handlungstheoretischer Kontext, der eingebettet ist in ein Modell zur Beanspruchungs-Belastungsregulation erscheint hier besonders geeignet, die weiteren Fragen zur deutlich gewordenen differentiell unterschiedlichen körperbezogenen Selbstaufmerksamkeit oder zur unklar gebliebenen Rolle der Verhaltenshemmung bei der Gesamtgruppe der Patienten mit verspannungsbedingten Bandscheibenerkrankungen weiter zu bearbeiten.

Bei der Beschäftigung mit dem Thema wurde immer wieder deutlich, daß sowohl differentiell-psychologische als auch ganzheitliche Ansätze bereits erarbeitet sind. Allerdings setzen sich diese Sichtweisen in den Medizinbereichen, die sich mit den Erkrankungen des Muskel-Skelettsystems befassen, erst allmählich durch. Neben wenigen Ausnahmen ist solches Wissen gerade in der praktischen klinischen Arbeit noch wenig integriert. Es wird deshalb zunächst darauf ankommen, dort die Offenheit und Bereitschaft zu fördern, dieses Wissen und das Verständnis für ein Gesamtmodell menschlichen Verhaltens fruchtbar zu machen. Erst dadurch lassen sich bei den mit Bandscheibenerkrankungen befaßten Fachkräften in ständiger Diskussion und gegenseitigem Austausch integrative Behandlungskonzepte entwickeln.

Beispiele aus der "Chronic Low Back Pain"- Forschung zeigen, wie groß die Gefahr ist, schwierigen Bandscheibenpatienten vorschnell psychopathologische Label zuzuordnen, ohne differentiell-psychologische oder psychosoziale Analyse, um dann einseitig relativ unspezifische, primär biologisch begründete Behandlungskonzepte anzuwenden. Die Gabe von Antidepressiva liegt dann bei chronischem Rückenschmerz nahe, obwohl diese nur für eine kleine Subgruppe chronischer Schmerzpatienten indiziert sein dürften.

Da diese Medikamente tatsächlich zunächst affektaufhellend und schmerzlindernd wirksam sein können, wird die Bereitschaft für die genauere Untersuchung psychophysischer Zusammenhänge, die letztlich erst zu differenzierteren diagnostisch-therapeutischen Strategien führen, dadurch herabgesetzt.

Letztlich führen erst das Aufgeben der Trennung somatischer versus psychischer Sichtweisen und Behandlungsmethoden und eine verstärkte interdisziplinäre und gleichberechtigte Zusammenarbeit dazu, daß weitere Forschung die ganzheitlich-integrative Modelle entwickelt, fruchtbar wird. Der Boden, der ein solches Verständnis biologischer, psychophysischer und gesellschaftlicher Gesamtzusammenhänge wachsen läßt, ist zunehmend vorhanden und bedarf der Bearbeitung, dazu sollte diese Arbeit mit beitragen.

8. Zusammenfassung

Zentrales Anliegen war es zu überprüfen, ob sich Bandscheibenpatientinnen mit und ohne chronifizierende Schmerzen durch ein psychologisches Gesamtkonzept beschreiben lassen, das diesen Gruppen differentiell unterschiedliche motivationale Dysregulationen der Handlungskontrolle zuordnet. Gleichzeitig sollte verdeutlicht werden, in welcher Weise die Analyse bislang vernachlässigter motivationaler Prozesse auch differenziertere Aufschlüße über die damit eng verbundenen Muskelverspannungsprozesse zuläßt. Dies wurde anhand von drei Hypothesen überprüft.

Um diese Hypothesen herauszuarbeiten, wurde zunächst eine Analyse des gegenwärtigen Standes der Rückenschmerzforschung vorgenommen. Danach wurde dann das experimentell gut überprüfte motivationale Konzept der Handlungskontrolle als geeignetes Gesamtmodell vorgeschlagen und unter dem Aspekt betrachtet, wie sich die bereits vorliegenden Ergebnisse in einen solchen primär motivationalen Kontext einordnen lassen.

Die psychologische Begleitforschung zu verspannungsbedingtem lumbalem Rückenschmerz und Bandscheibenleiden beschäftigt sich bislang einseitig mit der Frage der Entstehung, Aufrechterhaltung und Behandlung chronifizierender Schmerzen. Diese werden im Zusammenhang mit neurotischen und/oder depressiven Störungen gesehen. Experimentell fundierte differentiell-psychologische Untersuchungen zu der viel größeren Gruppe von Personen mit Bandscheibenerkrankungen, die keine chronifizierende Schmerzproblematik entwickeln, liegen kaum vor, obwohl man davon ausgeht, daß auch deren Bandscheibenprobleme letztlich verspannungsbedingt sind.

In psychoanalytisch, lerntheoretisch und verhaltensmedizinisch fundierten Arbeiten zum chronischen Rückenschmerz besteht Übereinstimmung darin, daß biologische, affektive, kognitiv-evaluative und psychosoziale Faktoren im Zusammenhang mit Überforderung chronifizierende Schmerzen bedingen. Motivationale Faktoren werden höchstens global im Zusammenhang mit affektiven Störungen genannt. Psychologische Gesamtkonzepte fehlen, in denen Unterschiede betrachtet werden und deren Einfluß auf die Entwicklung und Wahrnehmung von Verspannungen im Rücken.

Ein geeignetes Konzept, bei dem die Analyse von Motivation und Handeln im Vordergrund steht, ist die Handlungskontrolltheorie von Kuhl. Anhand der bereits erarbeiteten experimentellen Ergebnisse zu diesem Ansatz wurde herausgearbeitet, wie im Kontext dieses Modells Rückenverspannungen sich differentiell einerseits durch eine ausgeprägte Handlungsorientierung bei Personen ohne Schmerzproblematik entwickeln könnten, andererseits durch eine ausgeprägte Lageorientierung bei chronischer Schmerzproblematik und wie sich diese während der Affektsozialisation ausdifferenziert. Weiter wurde verdeutlicht, wie diese Disposition alltägliche Beanspruchungs-/Belastungsprozesse moduliert.

Untersucht wurden jeweils 18 Frauen mit und ohne chronisches Schmerzgeschehen bei akuter Bandscheibenerkrankung. Dazu wurden gesunde Kontrollen und eine Gruppe depressiver Frauen mit der Diagnose "neurotische Depression" parallelisiert. Neben einem Persönlichkeitsfragebogen (FPI-R) wurden verschiedene Selbstbeurteilungsfragebögen zur Depressivität (SDS), Ängstlichkeit (STAIG), zu körperlichen Beschwerden (BL') und zur Handlungskontrolle (HAKEMP) vorgelegt. In einem Habituationsexperiment wurde die elektrodermale Aktivität (EDA) erfaßt.

Es wurde deutlich, daß beide Bandscheibengruppen im Kontrast zu gesunden Kontrollen in motivationalen Prozessen der Handlungskontrolle dysreguliert sind (Hypothese 1): Bandscheibenpatientinnen ohne Schmerzproblematik zeichnen sich durch eine hohe Handlungsorientierung aus. Diese geht einher mit einer positiven Selbstdarstellung und einem stark außen- und erfolgsorientierten Anpassungsverhalten (Hypothese 2). Erst wenn man innengerichtete Anpassungsprozesse genauer betrachtet, werden weitere Dysregulationen deutlich. So etwa beschreibt sich diese Gruppe als kontrolliert/zurückhaltend, ruhig und selbstbeherrscht, während in der elektrodermalen Aktivität eine erhöhte Aktiviertheit besteht. Dies sind Charakteristika, wie sie für Repressoren im psychoanalytischen Konzept der Repressor-Sensitizer beschrieben wurden. Eine Wahrnehmungsschwäche für Muskelverspannungen und -überlastungen wird für möglich gehalten, daneben die Tendenz, handlungsbeeinträchtigende Emotionen zu unterdrücken.

Chronische Bandscheibenpatientinnen ähneln in ihrem Gesamtprofil stark den neurotisch depressiven Patientinnen und sind wie diese mißerfolgs- und lageorientiert bei erhöhter Überforderungsbereitschaft (Hypothese 3). Sie lassen sich als Sensitizer charakterisieren, unterscheiden sich jedoch durch geringere Depressivität und Gesundheitssorgen sowie durch eine höhere Lebenszufriedenheit. Im Gegensatz zur depressiogenen Selbsteinschätzung der Erregbarkeit/Hemmung zeigen sie wie die Nicht-Chronischen erhöhte elektrodermale Aktivitätmaße.

Die Einordnung in ein motivationales Gesamtkonzept erbringt für beide Gruppen neue Gesichtspunkte insbesondere zur differentiellen Wahrnehmung der Muskelverspannung im Rücken. Es lassen sich weiterführende differentiell-diagnostische und therapeutische Überlegungen daraus entwickeln. Diese könnten primär den bislang psychologisch vernachlässigten Bandscheibenpatienten ohne Schmerzproblematik zugute kommen, denen unser Hauptinteresse galt.

Literaturverzeichnis:

Ahrens, S. (1986). Chronische Lumbago-Ischalgie: Der Kranke nimmt sich zu scharf an die Kandare. *Ärztliche Praxis, 43,* 1514-1517

Alexander, G. (1976). *Ein Weg der körperlichen Selbsterfahrung.* München: Kösel

Amelang, M. & Bartussek, D. (1981). *Differentielle Psychologie und Persönlichkeitsforschung.* Stuttgart: Kohlhammer

Barlow, W. (1983). *Die Alexander-Technik.* München: Kösel

Beard, H. & Stevens, R. (1985). Biochemical changes in the intervertebral disc. In M. Jayson (Ed.), *The lumbar spine and backpain.* London: Pitman

Beck, A.T. (1976). *Cognitive therapy and the emotional disorders.* New York: International University Press

Beck, A.T., Ward, C.H., Mendelson, M., Mock, J. & Erbaugh, J. (1961). An inventory for measuring depression. *Archives of General Psychiatry, 4,* 561-571

Beck, D. (1975). Die Persönlichkeitsstruktur bei psychosomatischen Schmerzzuständen am Bewegungsapparat. In A. Weintraub, R. Battagay, D. Beck, G. Kaganas, F. Labhardt & W. Müller (Hrsg.), *Psyche und Rheuma: Psychosomatische Schmerzsyndrome des Bewegungsapparates* (S. 180-186). Basel: Schwabe

Birbaumer, N. (1984). Psychologische Analyse und Behandlung von Schmerzzuständen. In M. Zimmermann & H.O. Handwerker (Hrsg.), *Schmerz* (S. 124-153). Berlin: Springer

Birbaumer, N. (1986). Schmerz. In W. Miltner, N. Birbaumer & W.-D. Gerber (Hrsg.), *Verhaltensmedizin* (S. 113-133). Berlin: Springer

Bischoff, C. & Traue, H.C. (1983). Myogenic headache. In K.A. Hollroyd, B. Schlote & H. Zens (Eds.), *Perspektives in research on headache* (pp. 66-90). Lewiston: Hogrefe

Bischoff, C. (1989). *Wahrnehmung der Muskelspannung: Signalentdeckungstheoretische Untersuchungen bei Personen mit Muskelkontraktionskopfschmerzen.* Göttingen: Hogrefe

Bischoff, C., Traue, H.C. & Zenz, H. (1989). (Eds.), *Clinical perspectives on headache and low back pain.* Toronto: Hogrefe & Huber

Blumer, D. & Heilbronn, M. (1982). Chronic pain as a variant of depressive disease: The pain-prone disorder. *Journal of Nervous and Mental Disease, 170,* 381-406

Blumer, D. & Heilbronn, M. (1987). Depression and chronic pain. In O.G. Cameron (Ed.), *Presentations of depression* (pp. 215-235). New York: John Wiley & Sons

Bortz, J. (1989). *Statistik für Sozialwissenschaftler*. Berlin: Springer

Braun, W. (1969). Ursachen des lumbalen Bandscheibenvorfalls. In H. Junghans (Hrsg.), *Die Wirbelsäule in Forschung und Praxis*, (Bd. 43). Stuttgart: Hippokrates

Bruner, J.S. & Postman, L. (1947). Tension and tension release as organization factors in perception. *Journal of Personality, 15*, 300-308

Buck, R. (1979). Individual differences in nonverbal sending accuracy and electrodermal responding: The externalizing - internalizing dimension. In R. Rosenthal (Ed.), *Skills in nonverbal communication*. Cambridge, Mass.: Oelgeschlager, Gunn & Hain,

Buck, R. (1984). *Communication of emotion*. New York: Guilford

Byrne, D. (1961). The repression-sensitization scale: Rationale, reliability and validity. *Journal of Personality, 29*, 334-349

Carr, V., Minniti, R. & Pilowsky, I. (1985). Electrodermal activity in patients with chronic pain: Implications for the specificity of physiological indices in relation to psychopathology. *Psychophysiology, 22*, 208-217

Duval, S. & Wicklund, R. (1972). *A theory of objective self-awareness*. New York: Academic Press

Engel, G.L. (1977). The need for a new medical model: A challenge for biomedicine. *Science, 196*, 129-136

Fahrenberg, J. (1984). Methodische Überlegungen zur Mehrebenen-Prozessforschung. In U. Baumann (Hrsg.), *Psychotherapie: Makro/Mikroperspektiven* (S. 159-176). Göttingen: Hogrefe

Fahrenberg, J., Hampel, R. & Selg, H. (1984). *Das Freiburger Persönlichkeitsinventar (FPI-R). 4. revidierte Auflage*. Göttingen: Hogrefe

Feldenkrais, M. (1981). *Bewußtheit durch Bewegung*. Frankfurt: Suhrkamp

Fleck, H.C. (1975). Über psychodynamische Faktoren bei Wurzelreizerscheinungen. *Zeitschrift für psychosomatische Medizin, 21*, 118-128

Flor, H. (1984). *Empirical evaluation of a diathesis-stress model of chronic back pain*. Unveröffentliche Dissertation, Universität Tübingen

Flor, H. (1987). Die Rolle psychologischer Faktoren bei der Entstehung und Behandlung chronischer Wirbelsäulensyndrome. *Zeitschrift für Psychotherapie und medizinische Psychologie, 37*, 424-429

Flor, H., Birbaumer, N. & Turk, D.C. (1987). Ein Diathese-Stress-Modell chronischer Rückenschmerzen: Empirische Überprüfung und therapeutische Implikationen. In W.-D. Gerber, W. Miltner & K. Mayer (Hrsg.), *Verhaltensmedizin: Ergebnisse und Perspektiven interdisziplinärer Forschung* (S. 38-54). Weinheim: VCH Verlagsgesellschaft

Flor, H., Turk, D.C. & Birbaumer, N. (1985). Assessment of stress-related psychophysiological reactions in chronic back pain patients. *Journal of Consulting and Clinical Psychology, 53,* 345-364

Foerster, F., Schneider, H.J. & Walschburger, P. (1983). The differentiation of individual-specific, stimulus-specific, and motivation-specific response patterns in activation processes. *Biological Psychology, 17,* 1-26

Fordyce, W.E. (1976). *Behavioral methodes for chronic pain and illness.* St. Louis: Mosby

Forrest, A.J. & Wolkind, S.N. (1974). Masked depression in men with low back pain. *Rheumatology and Rehabilitation, 13,* 148-153

Fowles, D.C. (1980). The three arousal model: Implications of Gray's two-factor learning theory for heart rate, electrodermal activity, and psychopathy. *Psychophysiology, 17,* 87-104

Freud, S. (1952). Studien über Hysterie. In *Gesammelte Werke,* (Band 1). London: Imago

Friedman, H.S., Hall, J.A. & Harris, M.J. (1985). Typ A behavior, nonverbal expressive style and health. *Journal of Personality and Social Psychology, 48,* 1299-1315

Frisch, H. (1989). Der Bewegungsapparat als ärztliche und krankengymnastische Aufgabe. *Krankengymnastik, 41,* 529-548

Gough, H.G. (1946). Diagnostic patterns on the Minnesota Multiphasic Personality Inventary. *Journal of Clinical Psychology, 2,* 23-37

Gray, J.A. (1971). Nebylicyns Grundeigenschaften des Nervensystems im Lichte der Aktionsforschung. In Th. Kussmann & H. Kölling (Hrsg.), *Biologie und Verhalten.* Bern: Huber

Gray, J.A. (1975). *Elements of a two-process theory of learning.* New York: Academic Press

Gray, J.A. (1982). *The neuropsychology of anxiety. An enquiry into the functions of the septo-hippocampal system.* New York: Oxford University Press.

Grumme, Th. & Kolodziejczyk, D. (1983). Das Problem chronifizierter Schmerzen nach mehrfachen Operationen an den lumbalen Bandscheiben. *Nervenheilkunde, 2,* 59-61

Gordon, J.E. (1957). Interpersonal prediction of repressors and sensitizers. *Journal of Personality, 25,* 686-698

Haehn, K.-D. (1986). Die Epidemiologie orthopädischer Krankheiten aus der Sicht des Hausarztes. *Zeitschrift für Allgemeinmedizin, 62*, 1043-1045

Hanvik, L.J. (1951). MMPI-Profiles in patients with low back pain. *Journal of Consulting Psychology, 15*, 350-353

Hasenbring, M. & Ahrens, S. (1987). Depressivität, Schmerzwahrnehmung und Schmerzerleben bei Patienten mit lumbalem Bandscheibenvorfall. *Zeitschrift für Psychotherapie, Psychosomatik und Medizinische Psychologie, 37*, 149-155

Hautzinger, M. (1987). Individuelle und experimentell vorgegebene Unterschiede in der Bewältigung von Schmerz. In W.-D. Gerber, W. Miltner, K. Mayer (Hrsg.), *Verhaltensmedizin: Ergebnisse und Perspektiven interdisziplinärer Forschung* (S. 83-98). Weinheim: VCH Verlagsgesellschaft

Hautzinger, M. (im Druck). Handlungskontrolle bei psychopathologischen Auffälligkeiten. In J. Kuhl & J. Beckmann (Hrsg.), *Handlungs- und Lageorientierung*. Göttingen: Hogrefe

Hehl, F.-J., Makowka, U. & Schleberger, R. (1983). Zur Psychosomatik des Operationserfolges bei Bandscheibengeschädigten. *Zeitschrift für klinische Psychologie und Psychotherapie, 31*, 53-66

Heim, E., Augustiny, K.F. & Blaser, A (1985). Krankheitsbewältigung (Coping) - ein integriertes Modell. *Psychotherapie und medizinische Psychologie, 33*, 35-40 Sonderheft

Heimann, H. (1980). Psychophysiologische Aspekte in der Depressionsforschung. In H. Heimann & H. Giedke (Hrsg.), *Neue Perspektiven in der Depressionsforschung* (S. 85-87). Stuttgart: Huber

Hertkorn, Th., Straub, R. & Fröscher, W. (1989). *Nachbefragung bei ehemaligen Patienten mit Bandscheibenerkrankung der Neurologischen Abteilung des PLK Weissenau*. Unveröff. Forschungsbericht, Ravensburg: Psychiatrisches Landeskrankenhaus, Klinische Psychophysiologie

Hettenkofer, H.J. (Hrsg.). (1984). *Rheumatologie*. Stuttgart: Thieme

Hettinger, Th. (1989). Schädigung der Wirbelsäule durch Zwangshaltung sowie Heben und Tragen bei Beschäftigten im Gesundheitsdienst. *Krankengymnastik, 41*, 533-540

Hole, G. (1975). Die larvierte Depression: Symptomatik und Diagnostik. *Monatskurse für die ärztliche Fortbildung, 6*, 301-305

Holmes, Th.H. & Wolff, H.G. (1952). Life situations, emotions and backache. *Psychosomatic Medicine, 14*, 18

Hörhold, M. (1988). *Analyse von Bewältigungsprozessen depressiver Patientinnen und nicht depressiven Kontrollpersonen während erfolgreicher und nicht erfolgreicher Bearbeitung von Aufgaben unter Berücksichtigung psychophysiologischer Zusammenhänge.* Unveröffentlichte Dissertation, Freie Universität Berlin

Hörhold, M., Walschburger, P. & Straub, R. (1989). Empirische Überprüfung einer reformulierten Reaktanz-Hilflosigkeits-Hypothese an klinisch-depressiven und nichtdepressiven lage- und handlungsorientierten Frauen. In R. Straub, M. Hautzinger & G. Hole (Hrsg.), *Denken, Fühlen, Wollen und Handeln bei depressiven Menschen* (S. 137-152). Frankfurt/Main: Lang

Hult, L. (1954). Cervical, dorsal and lumbar spinal syndroms. A field investigation of a non-selected material of 1200 workers in different occupations with special reference to disc degeneration and so-called muscular rheumatism. *Acta Orthopaedia Scandinavica (Suppl.), 17,* 1-102

Izard, C.E. (1981). *Die Emotionen des Menschen. Eine Einführung in die Grundlagen der Emotionspsychologie.* Weinheim: Beltz

Janzarik, W. (1980). Strukturdynamik. In *Die Psychologie des 20. Jahrhunderts (Psychiatrie).* Zürich: Kindler

Kästele, G. (1988). *Anlage- und umweltbedingte Determinanten der Handlungs- und Lageorientierung nach Mißerfolg im Vergleich zu anderen Persönlichkeitseigenschaften: Eine empirische Untersuchung an 22 ein- und zweieiigen Zwillingspaaren.* Unveröffentlichte Dissertation, Universität Osnabrück

Kazén-Saad, M. & Kuhl, J. (1989). Motivationale und volitionale Aspekte der Depression: Die Rolle der Lageorientierung. In R. Straub, M. Hautzinger & G. Hole (Hrsg.), *Denken, Fühlen, Wollen und Handeln bei depressiven Menschen* (S. 30-57). Frankfurt/Main: Lang

Keller, F. & Straub, R. (1989). Affektiv- kognitive und motivationale Prozesse beim Assoziieren von depressionsrelevanten Wortfeldern. In R. Straub, M. Hautzinger & G. Hole (Hrsg.), *Denken, Fühlen, Wollen und Handeln bei depressiven Menschen* (S. 98-118). Frankfurt/Main: Lang

Keller, F., Straub, R. & Steiner, B. (1985). Störung kognitiv-emotionaler Funktionen bei Depression. In M. Wolfersdorf, R. Wohlt & G. Hole (Hrsg.), *Depressionsstationen* (S. 228-239). Regensburg: Roderer

Kempf, W., Keller, F. & Straub, R. (1985). Validitätsprobleme bei der Differenzierung des agitierten und gehemmt-depressiven Syndroms mit Hilfe von Selbstbeurteilungsskalen. In F.-J. Hehl, V. Ebel & W. Ruch (Hrsg.), *12. Kongress für angewandte Psychologie, Bd. 2: Diagnostik psychischer und psychophysiologischer Störungen* (S. 47-60). Bonn: Deutscher Psychologen Verlag

Kielholz, P. (1975). Fehldiagnosen der larvierten Depression. In H.H. Wieck (Hrsg.), *Kopfschmerz, lavierte Depression. Diagnostik und Therapie in der Praxis* (S. 113-118). Stuttgart: Schattauer

Knorring, L. v., Perris, C., Eisenmann, M., Eriksson, U. & Perris, H. (1983). Pain as a symptom in depressive disorder I. Relationship to diagnostic subgroup & depressive symtomatology. *Pain, 15,* 19-26

Krämer, J. (1986). *Bandscheibenbedingte Erkrankungen.* Stuttgart: Thieme

Krämer, J. (1988). *Bandscheibenschäden.* München: Heyne

Krause, R. (1983). Zur Onto- und Phylogenese des Affektsystems und ihrer Beziehungen zu psychischen Störungen. *Psyche, 37,* 1016-1043

Kröber, H.-L. (1985). Zur Klinik und Enstehung psychogener Schmerzsyndrome. *Der Nervenarzt, 56,* 237-244

Kügelgen, B. (1985). Psychologisch-psychiatrische Aspekte der lumbalen Bandscheibenerkrankung. In B. Kügelgen & A. Hillemacher (Hrsg.), *Die lumbale Bandscheibenerkrankung in der ärztlichen Sprechstunde* (S. 79-98). Berlin: Springer

Kügelgen, B. & Hillemacher, A. (Hrsg.). (1985). *Die lumbale Bandscheibenerkrankung in der ärztlichen Sprechstunde.* Berlin: Springer

Kuhl, J. (1983a). *Motivation, Konflikt und Handlungskontrolle.* Berlin: Springer

Kuhl, J. (1983b). Emotion, Kognition und Motivation: I. Auf dem Weg zu einer systemtheoretischen Betrachtung der Emotionsgenese. *Sprache & Kognition, 2,* 1-27

Kuhl, J. (1984a). Motivationstheoretische Aspekte der Depressionsgenese: Der Einfluß von Lageorientierung auf Schmerzempfinden, Medikamentenkonsum und Handlungskontrolle. In M. Wolfersdorf, R. Straub & G. Hole (Hrsg.), *Depressiv Kranke in der Psychiatrischen Klinik.* Regensburg: Roderer

Kuhl, J. (1984b). Volitional aspects of achievement motivation and learned helplessness: Toward a comprehensive theory of action control. In B.A. Maher (Ed.), *Progress in experimental personality research* (Vol. 13, pp. 99-170). New York: Academic Press

Kuhl, J. (1985). Volotional mediators of cognition-behavior consistency: Self-regulatory processes and action versus state orientation. In J. Kuhl & Beckmann (Eds.), *Action control: From cognition to behavior* (pp. 101-128). Heidelberg: Springer

Kuhl, J. & Helle, L. (1986). Motivational and volitional determinants of depression: The degenerated intention hypothesis. *Journal of Abnormal Psychology, 95,* 247-251

Kuhl, J., & Kraska, K. (in press). Self-regulation and metamotivation: Computational mechanisms, development, and assessment. In R. Kanfer, P.L. Ackerman & R. Cudeck (Eds.), *Learning and individual differences*. Hillsdale: Lawrence Erlbaum Associates

Kütemeyer, M. (1980). Psychosomatische Aspekte bei Patienten mit Lumbago-Ischias-Syndrom. *85. Verhandlungen der Deutschen Gesellschaft für innere Medizin*. München: Bergmann

Kütemeyer, M. (1981). Versuch der Integration psycho-somatischer Medizin in eine Neurologische Universitätsklinik. In Th. v. Uexküll (Hrsg.), *Integrierte psychosomatische Medizin* (S. 187-226). Stuttgart: Schattauer

Kütemeyer, M. & Schultz, U. (1986). Psychosomatik des Lumbago-Ischias-Syndroms. In Th. v. Uexküll (Hrsg.), *Psychosomatische Medizin* (S. 835-846). München: Urban & Schwarzenberg

Lader, M. & Wing, L. (1969). Physiological measures in agitated and retarded depressed patients. *Journal of Psychiatric Resarch, 7*, 89-100

Laser, T. (1988). *Bandscheibenleiden. Ein Leitfaden für alle mit Kreuzschmerzen*. München: Zuckschwerdt

Laux, L., Glanzmann, P., Schaffner, P. & Spielberger, C.D. (1981). *Das Stait-Trait-Angstinventar. Theoretische Grundlagen und Handanweisung*. Weinheim: Beltz

Lazarus, R.S. & Launier, R. (1978). Stress-related transactions between person and environment. In A.L. Pervin & M. Lewis (Eds.), *Perspectives in interactional psychology* (pp. 287-327). New York: Plenum

Leavitt, F. (1985). The value of the MMPI conversion "V" in the assessment of psychogenic pain. *Journal of Psychosomatic Research, 29*, 125-131

Lefebvre, M. (1981). Cognitive distortion and cognitive errors in depressed psychiatric and low back pain patients. *Journal of Consulting and Clinical Psychology, 49*, 517-525

López Ibor-Alino, J.J. (1976). Depressive Äquivalente und maskierte Depressionen. *Psychiatrie und Psychosomatik, 152*, 35-75

Lowen, A. (1982). *Bioenergetik*. Hamburg: Rowohlt

Marschall, P., Bowdler, J. & Rieth, F. (1989). Psychological profiles of chronic pain patients and factors predisposing to the developement of pain-induced psychological disorders. In C. Bischoff, H.C. Traue & H. Zenz (Eds.), *Clinical perspectives on headache and low back pain* (pp. 147-165). Toronto: Hogrefe & Huber

Matthews, K.A. & Brunson, B.J. (1979). Allocation of attention and the Type A coronary - prone behavior pattern. *Journal of personality and social psychology, 37*, 2081-2090

Mauric, G.J.J. (1933). *Le disc intervertebral. Pathologie, diagnostic et indications therapeutiques.* Paris: Thèse méd.

Melzack, R. (1978). Die »Gate-Control«-Theorie des Schmerzes. In R. Melzack (Hrsg.), *Das Rätsel des Schmerzes* (S. 150-189). Stuttgart: Hippokrates

Melzack, R. & Casey, K.L. (1968). Sensory, motivational, and central control determinants of pain: A new conceptual model. In D. Kenshalo (Ed.), *The skin senses* (pp. 423-439). Springfield: C.C. Thomas

Melzack, R. & Wall, P.D. (1965). Pain mechanisms: A new theory. *Science, 150,* 971-979

Mixter, W.J. & Barr, J.S. (1934). Rupture of the intervertebral disc with involvement of the spinal canal. *Journal of Medicine, 211,* 210

Möller, H.J. (1979). Zur wissenschaftstheoretischen Kritik an der psychoanalytischen Theorie. *Der Nervenarzt, 50,* 157-164

Nachemson, A. (1982). Pathomechanics and treatment of low back pain and sciatica. In M. Stanton-Hicks & R. Boas (Eds.), *Chronic low back pain.* New York: Raven Press

Nemiah, J.C. (1977). Alexithymia: Theoretical considerations. *Psychotherapy & Psychosomatik, 26,* 199-206

Oostdamm, E.M.M. & Duivenvoorden, H.J. (1983). Predictability of the result of surgical intervention in patients with low back pain. *Journal of Psychosomatic Research, 27,* 273-281

Peikert, R., Egbert, R., Flock, K., Hipp, R., Rust, M. & Struppler, A. (1989). Systemische Pharmakotherapie bei Kreuzschmerz. *Fortschritte der Medizin, 107,* 403-406

Pennebaker, J.W. (1982). *The psychology of physical symptoms.* New York: Springer

Pennebaker, J.W. (1985). Traumatic experience and psychosomatic disease: Exploring the role of behavioral inhibition, obsession and confiding. *Canadian Psychology, 26,* 82-94

Pennebaker, J.W. (1988). Confiding traumatic experiences and health. In S. Fisher & J. Reason (Eds.), *Handbook of life stress, cognition and health* (pp. 669-682). New York: John Wiley & Sons

Pöldinger, W. (1982). Differenzieren zwischen Psychosomatosen und larvierten Depressionen. *Ärztliche Fortbildung, 18,* 53-64

Pyszczynski, T. & Greenberg, J. (1987). Self-regulatory perseveration and the depressive self-focusing style: A self-awareness theory of reactive depression. *Psychological Bulletin, 102,* 122-138

Reich, W. (1973). *Charakteranalyse.* Frankfurt: Fischer-Taschenbuch-Verlag

Reichelt, A. (1988). Der Kreuzschmerz. *Therapiewoche, 38*, 30

Roberts, N., Smith, R., Bennett, S., Cape, J., Norton, R. & Kilburn, P. (1984). Health beliefs and rehabilitation after lumbar disc surgery. *Journal of Psychosomatic Research, 28*, 139-144

Romano, J.M. & Turner, J.A. (1985). Chronic pain and depression: Does the evidence support a relationship? *Psychological Bulletin, 97*, 18-34

Rosenbaum, M. (1980). Individual differences in self-control behaviors and tolerance of painful stimulation. *Journal of Abnormal Psychology, 89*, 581-590

Rosenbaum, M. (1983). Learned resourcefulness as a behavioral repertoire for the self-regulation of internal events: Issues and speculations. In M. Rosenbaum, C.M. Franks & Y. Jaffe (Eds.), *Perspectives on behavior therapy in the eighties* (pp. 54-73). New York: Springer

Roy, R., Thomas, M. & Matas, M. (1984). Chronic pain and depression: A review. *Comprehensive Psychiatry, 25*, 96-105

Schandry, R. (1981). *Psychophysiologie. Körperliche Indikatoren menschlichen Verhaltens*. München: Urban & Schwarzenberg.

Schmorl, G. (1927). Die pathologische Anatomie der Wirbelsäule. *Verhandlungen der Deutschen orthopädischen Gesellschaft, 21*, 3-39

Schultz, U. (1985). Zum Forschungsstand der Psychosomatik des Lumbago-Ischias-Syndroms. *Medizinische Klinik, 80*, 754-759

Schultz, U., Köhler, D., Kütemeyer, M. & Stäbler-Lehr, A. (1988). Zum Spontanverlauf des Discusvorfalls beim lumbalen Wurzelkompressionssyndrom. *Der Nervenarzt, 59*, 661-668

Schumpe, G. (1989). Krafteinwirkung auf die Wirbelsäule und ihre Beziehungen zu der Wirbelsäulenhaltung. *Krankengymnastik, 41*, 541-546

Selye, H. (1950). *The physiology and pathology of exposure to stress*. Montreal: Acta

Siegel, S. (1976). *Nicht-parametrische statistische Methoden*. Frankfurt: Fachbuchhandlung für Psychologie

Sokolov, E.N. (1960). Neuronal models in the orienting reflex. In M.A. Brazier (Ed.), *The central nervous system and behavior*. New York: Macy Foundation.

Sternbach, R. (1974). *Pain patients - traits and treatment*. New York: Academic Press

Straub, R. (1985). Ist Kopfschmerz ein Symptom der Depression? Überlegungen und Ergebnisse zu einer Therapiestudie bei depressiven Patienten mit unterschiedlicher Kopfschmerztendenz. In M. Wolfersdorf, R. Wohlt & G. Hole (Hrsg.), *Depressionsstationen.* (S. 240-256). Regensburg: Roderer

Straub, R. (1988). Klinische Psychophysiologie der Depression. In M. Wolfersdorf, W. Kopittke & G. Hole (Hrsg.), *Klinische Diagnostik und Therapie der Depression* (S. 142-159). Regensburg: Roderer

Straub, R., Hole, G. (1989). Zur Psychophysiologie depressiver Syndrome - Überlegungen und Ergebnisse. In W. Kopittke. E. Rutka & M. Wolfersdorf (Hrsg.), *10 Jahre Weissenauer Depressionsstation* (S. 154-169). Regensburg: Roderer

Straub, R., Hole, G., Keller, F. & Wolfersdorf, M. (im Druck). Elektrodermale Hypoaktivität bei Depression: Psychobiologischer Marker oder differntiell-psychophysiologische Disposition. In H. Kächele, P. Novak & H. Traue (Hrsg.), *Krankheit und psychotherapeutische Prozesse - Interdisziplinäre Analysen.* Weinheim: VCH Verlagsgesellschaft

Straub, R., Mayer, C. & Fröscher, W. (1989). Motivational and volitional characteristics of patients with a prolapsed intravertebral disk and of depressed patients. In C. Bischoff, H.C. Traue, H. Zenz (Eds.), *Clinical perspectives on headache and low back pain* (pp. 166-177). Toronto: Hogrefe & Huber

Teufel, R. & Traue, H.C. (1989). Myogenic factors in low back pain. In C. Bischoff, H.C. Traue & H. Zenz (Eds.), *Clinical perspectives on headache and low back pain* (pp. 64-83). Toronto: Hogrefe & Huber

Traue, H.C. (1986). Sozialer Streß, Muskelspannung und Spannungskopfschmerz. *Zeitschrift für Klinische Psychologie, 15,* 57-70

Traue, H.C. (1986). Über die Inhibition von Ausdruck als Komponente psychosomatischer Störungen. *Zeitschrift für psychosomatische Medizin, 32,* 349-360

Traue, H.C. (1989). *Gefühlsausdruck, Hemmung und Muskelspannung unter sozialem Streß.* Göttingen: Hogrefe

Turk, D.C. & Flor, H. (1984). Etiological theories and treatments for chronic back pain. II. Psychological models and interventions. *Pain, 19,* 209-233

Turk, D.C., Flor, H. & Rudy, T.E. (1987). Pain and families. I. Etiology, maintenance and psychosocial impact. *Pain, 30,* 3-27

Turk, D.C., Meichenbaum, D. & Genest, M. (1983). *Pain and behavioral medicine.* New York: Guilford

Turk, D.C. & Rudy, T.E. (1986). Assessment of cognitive factors in chronic pain: A worthwhile enterprise? *Journal of Consulting and Clinical Psychology, 54,* 760-768

Turner, J.A., Clancy, S. & Vitaliano, P.P. (1987). Relationships of stress, appraisal and coping, to chronic low back pain. *Behaviour Research and Therapy, 25,* 281-288

Valach, L., Augustiny, K.-F., Dvorak, J., Blaser, A., Fuhrimann, P., Tschaggelar, W &. Heim E . (1988). Coping von rückenoperierten Patienten - psychosoziale Aspekte. *Zeitschrift für Psychotherapie und medizinische Psychologie, 38,* 28-36

Walschburger, P. (1980). Aktivierungsdiagnostische Überlegungen zum Einsatz der hautelektrischen Aktivität bei Biofeedback und autogenem Training. *Therapiewoche, 30,* 8178-8185

Walschbruger, P. (1984). Ein Ansatz zur Erfassung depressiver Störungen als Überforderungsreaktion. In M. Wolfersdorf, R. Straub & G. Hole (Hrsg.), *Depressiv Kranke in der Psychiatrischen Klinik.* Regensburg: Roderer

Walschburger, P., Hampel, P., Mayr, U. & Sauer, R. (1987). *Psychophysiologische Regulationsprozesse in Überforderungssituationen von unterschiedlicher Komplexität und bei unterschiedlichem Handlungsspielraum* (Forschungsbericht). Berlin: Freie Universität, Institut für Psychologie

Walschburger, P. (1989a). *Handlungsorientierung und Überforderung: Prozesse der Belastungsregulation bei handlungsorientierten, lageorientierten und depressiven Personen.* Freie Universität Berlin: Forschungsbericht

Walschburger, P. (1989b). Situative, verlaufsbezogene und dispositionelle Determinanten von Konzentration und psychophysischer Regulation unter Belastung. In J.P. Janssen, E. Hahn & H. Strang (Hrsg.), *Konzentration und Leistung.* Göttingen: Hogrefe

Ward, N.G. & Doerr, H.O. (1986). Skin conductance. A potentially sensitive and specific marker for depression. *The Journal of Nervous and Mental Disease, 174,* 553-559

Ward, N.G., Doerr, H.O. & Storrie, M.C. (1983). Skin conductance: A potentially sensitive test for depression. *Psychiatry Research, 10,* 295-302

Weinberger, D.A., Schwartz, G.E. & Davidson, R.J. (1979). Low-anxious, high-anxious, and repressive coping styles: Psychometric patterns and behavioral and physiological responses to stress. *Journal of Abnormal Psychology, 88,* 369-380

Weintraub, A. (1975). Psychosomatische Schmerzsyndrome des Bewegungsapparats und ihre Konfliktspezifität in Psyche und Rheuma. In *Psychosomatische Schmerzsyndrome des Bewegungsapparates*. Basel: Schwabe

Weisser, U. (1985). Historische Aspekte der lumbalen Bandscheibenerkrankung. In B. Kügelgen & A. Hillemacher (Hrsg.), *Die lumbale Bandscheibenerkrankung in der ärztlichen Sprechstunde* (S. 2-16). Berlin: Springer

Wieck, H.H. (1967). *Lehrbuch der Psychiatrie*. Stuttgart: Schattauer

Williams, K.M., Iacono, W.G. & Remick, R.A. (1985). Electrodermal activity among subtypes of depression. *Society of Biological Psychiatry, 20*, 158-162

Wilson, R. (1968). Symposium: Low back pain and sciatic pain. *Journal of Bone and Joint surgery 50A 1*

Zerssen, D. v. (1976). *Klinische Selbstbeurteilungs-Skalen (KSb-S) aus dem Münchner Psychiatrischen Informations-System (PSYCHIS München). Die Beschwerde-Liste - Parallelformen B-L und B-L' - Ergänzungsbogen B-L° - Manual*. Weinheim: Beltz

Zimmermann, M. (1982). Neurophysiologische Mechanismen von Schmerz und Schmerztherapie. In W. Keeser, E. Pöppel & P. Mitterhusen (Eds.), *Schmerz (Fortschritte der klinischen Psychologie, Band 27)* (S. 46-68). München: Urban & Schwarzenberg

Zung, W.W.K. (1965). A Self-rating Depression Scale. *Archiv of General Psychiatry, 12*, 63-70

A N H A N G *

---

* Der Anhang enthält Tabellen zur Parallelisierung der fünf Untersuchungsgruppen sowie Angaben zu Diagnostik und zum psychosozialem Kontext der beiden Bandscheibengruppen. Die vollständigen Unterlagen können beim Autor angefordert werden.

Tabelle CK: Paralellisierung der Patientinnen mit Bandscheibenleiden und chronifizierender Schmerzentwicklung (c) mit einer gesunden Kontrollgruppe (kc) nach Alter, Geschlecht, Schulbildung Familienstand und Beruf

		Untersuchungsgruppe (c)					Kontrollgruppe (kc)		
VpNr	Alter	Beruf	Fam.st.	SDS	VpNr	Alter	Beruf	Fam.st.	SDS
1c	47	Arb HS	verh 1 Kind	65	1kc	48	kaufAng HS	verh	26
2c	62	Rent HSoA	verh	39	2kc	62	Hfr HSoA	verh	24
3c	54	Ang HSoA	verh 1 Kind	50	3kc	55	Bäu HS	verh	34
4c	59	Hfr RsoA	verh 2 K,	37	4kc	50	Hfr GymoA	verh	29
5c	31	Arb RSoA	verh 1 Kind	40	5kc	29	Hfr AbioSt	verh	32
6c	49	Kelln HSoA	gesch 2 K,	41	6kc	48	Hfr HS	verh	29
7c	42	Heilerz HS	getr	55	7kc	45	VerwAng HS	gesch	29
8c	55	Verk HS	gesch	55	8kc#	50	Hfr HS	verh	24
8c	41	Kauff HS,ALO	getr	49	9kc	42	BankAng RS	led	28
10c	25	Kelln HS	verh 2 K,	53	10kc	27	Schül RS	led	24
11c	54	Arb HS	verh 3 K,	36	11kc	52	Hfr RS	verh	36
12c	45	arbunf RS	verh	49	12kc	46	Hfr/Ang GymoA	verh	33
13c	54	Hfr	verh	30	13kc	50	Hfr	verh	27
14c	61	Rent RS	verh	38	14kc	53	Krpfl RS	verw	29
15c	42	Splehr GymoA	gesch 1 Kind	35	15kc	41	Arzth GymoA	gesch	22
16c	36	Hfr GymoA	verh	50	16kc	37	Sekr GymoA	verh	39
17c	31	Verk GymoA	led	47	17kc	28	Krpfl RS	led	28
18c	45	MTA	verh 3 K,	40	18kc	45	Ang	verh	40

Tabelle NCK: Parallelisierung der Patientinnen mit Bandscheibenleiden ohne chronifizierendes Schmerzgeschehen (nc) mit einer gesunden Kontrollgruppe (knc) nach Alter, Geschlecht, Schulbildung Familienstand und Beruf

	Untersuchungsgruppe (nc)				Kontrollgruppe (knc)			
VpNr	Alter	Beruf	Fam.st.	SDS	VpNr	Alter	Beruf	Fam.st.	SDS
1nc	31	Stud Abi	led	26	1knc	46	Lehr AbiSt	led	34
2nc	33	Heim RS	verh 3 K.	27	2knc	37	Beamt K.A.	verh	26
3nc	48	Hfr HS	verh	26	3knc	50	Ang HS	gesch	38
4nc	49	Hfr Gym	verh 2 K.	33	4knc	50	Hfr HS	verh	24
5nc	38	Ang RS	verh 2 K.	27	5knc	39	Ang RS	verh	29
6nc	34	Hfr Gym	verh	30	6knc	35	Redakt AbioSt	verh	30
7nc	49	Hfr HS	verh 4 K.	38	7knc	44	Ang HS	led	29
8nc	45	Ang HS	verh 1 Kind	39	8knc	45	Ang RS	verh	35
9nc	49	Hfr RS	verw	28	9knc	47	Ang RS	gesch	25
10nc	64	Hfr K.A.	verh	44	10knc	58	Hfr RS	verh	39
11nc	38	Bäu HS	verh 2 K.	29	11knc	41	Ang HS	verh	32
12nc	41	Putzfr HS	verh 2 K.	41	12knc	40	Heilerz. HS	verh	33
13nc	43	Ang HS	gesch 1 Kind	45	13knc	43	ALO HS	gesch	33
14nc	59	Verk HS	verh	37	14knc	44	Hfr/Ang HS	verh	33
15nc	38	Chsekr RS	verh	22	15knc	38	Hdlkfr RS	verh	28
16nc	49	? HS	verh	32	16knc	49	Doz RS	verh	29
17nc	33	Phlab Rs	verh	40	17knc	30	Sekr Rs	gesch	34
18nc	44	Lacki HS	gesch 3 K.	29	18knc	44	? HS	verh	29

Tabelle CD : Parallelisierung der Patientinnen mit **Bandscheibenleiden und chronifizierender Schmerzentwicklung** (c) mit einer Gruppe stationär behandelter Patientinnen mit depressivem Syndrom (d) nach Alter, Geschlecht und soweit möglich nach Schulbildung und Familienstand.

		Untersuchungsgruppe (c)					Kontrollgruppe (d)		
VpNr	Alter	Beruf	Fam.st.	SDS	VpNr	Alter	Beruf	Fam.st.	SDS
1c	47	Arb HS	verh 1 Kind	65	1d	46	HS	verh.	46
2c	62	Rent HsoA	verh	39	2d	61	HS	verh	51
3c	54	Ang HSoA	verh 1 Kind	50	3d	56	HS	verh	47
4c	59	Hfr RsoA	verh 2 K.	37	4d	55	HS	verh	46
5c	31	Arb RSoA	verh 1 Kind	40	5d	29	HS	verh	55
6c	49	Kelln HSoA	gesch 2 K.	41	6d	48	HS	gesch	51
7c	42	Heilerz HS	getr	55	7d	45	RSoA	ledig	49
8c	55	Verk HS	gesch	55	8d	58	HS	vw	54
9c	41	Kauff HS,ALO	getr	49	9d	39	RS	gesch	46
10c	25	Kelln HS	verh 2 K.	53	10d	24	HS	ledig	61
11c	54	Arb HS	verh 3 K.	36	11d	51	RS	verh	51
12c	45	arbunf RS	verh	49	12d	46	HS	verh	60
13c	54	Hfr	verh	30	13d	60	HS	verh	41
14c	61	Rent RS	verh	38	14d	63	RS	vw	53
15c	42	Splehr GymoA	gesch 1 Kind	35	15d	47	RS	gesch	56
16c	36	Hfr GymoA	verh	50	16d	36	RS	verh	52
17c	31	Verk GymoA	led	47	17d	27	RS	ledig	51
18c	45	MTA	verh 3 K.	40	18d	46	HS	verh	44

Tabelle **IC**: *Patientinnen mit Bandscheibenleiden und nicht chronifizierendem Schmerzgeschehen.* Angaben zur Depressivität, Schmerzgenese, Behandlungsart, Behandlungserfolg, Diagnose, Arbeitsfähigkeit sonstigen Erkrankungen und psychosozialer Einbindung

lter	Famst	SDS	ASD	GSD	Op/K	Erf	Pl/Pt	L/L	abh	Beruf	abf	Psysom/Psychiat/Psysoz
31	led.	26	9 M	13 J	vOP1 (K1)	2	Pt SpE	L4/5		Stud. Abi	ba	vor 5 J Nierenbeckenentz.,ehrgeizige dynamische Architekturstud., erstmals RS bei Heben,trotz RS weiterhin pos, denkend, muß Vater mitversorgen da Mutter auch Bandscheibenleiden hat
33	verh. 3 K.	27	3 M	3 J	OP1	1	Pl Seq	L4/5		Heimarb. RS	abf	Herzrythmusst.,(nicht beh.bedürftig), keine körperl. Krankheiten
48	verh.	26	3 M	10 J	OP1	1	Pl OCh Seq	L5/S1		Hausfr RS	abf	Hypotonie, Schilddrüsen ,OP,
49	verh. 2 K.	33	3 M	1 J	OP2	1	Pl Seq	L4/5 (L5/S1)		Hausfr Gym	au	seit 20 J schwere Migräne, fragl. Rückenmarksentz.,fast beschwerdefrei
38	verh. 2 K.	27	1 M	2 J	OP1 (K1)	2	Pl	L5/S1		Kassiererin RS	abf	Adipositas, Hypertonie, nie ernsthaft krank, Venenthrombose rechter Unterschenkel
34	verh.	30	4 M	3 J	K2	1	Lumb Pt Pl	(L4/5) (L5/S1)		Hsfr Gym	abf	Adipositas, aktuell Risikoschwangersch, keine Analgetika, keine sonstigen schweren Erkrankungen, vor 11 J Fehlg., bis 81 schwere Arbeit
49	verh. 4 K.	38	10Tg	6 M	OP1	2	Pl OsCh Seq	L5/S1		Hsfr, HS	au	Adipositas,keine Leiden bek., AHB wurde abgelehnt
45	verh. 1 Kind	39	1 M	3 M	OP1 (K1)	3 1	Pl Seq	L5/S1		techn. Zeichn. HS	au.	nach erfolgl. KO zur OP verl,vor 1J., migräneart,KS, nach Absetzen der Pille weg, nach OP gute Besserung
49	verw.	28	5 M	6 M	OP1 (K1)	1	Pl Seq	L5/S1		Hsfr war MTA RS	ba	Hypertonie,Hysterektomie, Blasenplastik,Mama-OP, verwitw., in der Jugend HWS Syndr, nach Unfall
64	verh.	44	5 M	6 M	OP1	1	Pl	L5/S1		Hausf K,A,	berent	Hypertonie
38	verh 2 K,	29	1 W	3 J	K2 (K1)	1	Lumb Pt	L4/5		Bäuerin HS	berent	Adipositas,vor 3 J, 8V/K1, Verd, auf kleine Osteophyten LWK 4, Schuppenflechte, vor 4 J, Nierenbeckenentz.,lebensbejahende Bäuerin ohne Chronifizierungstendenz
41	verh. 2 K,	27	1 M	8 J	OP2	1	Pl Narb	L4/5		Putzfr. HS	au	Rezidivprolaps, Zuckungen im Beinen, Varikosis Putzfrau,(Kur, AHB)
43	gesch. 1 Kind	45	1 M	3 J	OP1	2	Pt Seq	L4/5		Kauffr HS	ba	geschieden, neigt zu überakt.,keine Erkr. aus Verg, bekannt psychosoz Problematik jedoch nicht angebbar, eher schlechte soziale Einbindung
59	verh,	37	2 M		K1	3	Pl	L4/5		Modistin HS	ba	Kur wegen Rs und Allgemeinbeschwerden, Gastritis, Blasenplastik, Kopfschmerzen, Mann seit 25 Jahren krank, sie mit 60 in Rente
38	verh	22	<1M		OP1	2	Pl	L5/S1		Chefsekr RS	au	seit 78 immer wieder Schmerzen, ging gegen ärztl. Rat, Mutter gepflegt bis vor 2 J, wegen Krebs, aktuell Arbeitsplatzprobl.,neue Stelle Chefsekr, sehr leistungsorientiert
49	verh.	32	2M	10 J	K1	3	Pt	L5/S1		HS	abf	keine Dauererkrankungen, Bewegungseinschränk.
33	verh.	40	17Tg	3 M	K1	3	Pl	L5/S1 Spli		Photolab., RS	abf	keine Dauererkrankungen,keine Medikamente
44	gesch. 3 K,	29	3M	18 J	vOP	2	Pl	L5/S1		Spritzlackier, HS	ba	Spritzlackiererin, Tennis Skifahren, schleichender Verlauf, findet KG langweilig, handlungsorientiert

Tabelle C: Patientinnen mit Bandscheibenleiden und deutlich chronifizierendem Schmerzgeschehen bzw der Diagnose chronischer Rückenschmerz. Angaben zur Depressivität, Schmerzgenese, Behandlungsart, Behandlungserfolg, Diagnose. Arbeitsfähigkeit sonstigen Erkrankungen und psychosozialer Einbindung

Vpnr	Alter	Famst	SDS	ASD	GSD	Op/K	Erf	Pl/Pt	L/L	abh	Beruf	arbf	Psyson/Psychiat/Psysoz
1c Kat	47	verh, 1 Kind	65	<1 M	10 J	K1	3	Pt Spo	L4/5/S1		Arbei- terin HS	ba	seit 75 KS. 79 Magengeschw., seit 80 mehrere Nervenzusbr., 83 Pankreatitis,Hepatitis,,Verd a, rheumathoide Arthritis,chron,Part,konflikt
2c	62	verh,	39	4 M	05 J	OP1	2	Pl	L5/S1	ja	Rentn HSoA	-	Hepatitis, Schmerzmittelmißbr., Verd, a, Le- ber/Nierenschaden, Fettstoffwechselstörungen
3c Kat	54	verh, 1 Kind	50	48 M	04 J	OP3 (K1)	2	SpE	L4/5	ja	Kontrol- leurin HSoA	ba	depr,Entw, bei fam,Konflikten,,gel,Suicidged, seit 35 J KS, einsam, kein Bekanntenkreis
4c Kat	59	verh, 2 K,	37	4 M	06 M	K1	1	Pl OsCh	L4/5	ja	Hausfr, RSoA	ba	Leberschaden, Mamakarz 86, Kur 2x81 wegen Atemnot,chr,Obstip,,depr.-ängst.,hyst, Pers, str.,erhebl,psychosoz,Probl,(Ehemann pflegebe.
5c Kat	31	verh, 1 Kind	40	6 M	02 J	K1	2	Pl	L4/5		arb,los Arbeit, RSoA	abf	Arbeiterin, 84 Viruspneumonie, aktuell ALO, schlechte soz, Einbindung
6c Kat	49	gesch, 2 K,	41	36 M 5 M	04 J	K1 (OP1)	2	Narb	L4/5		arb,los Kellner- in, HSoA	au	Verd, auf Polyneur.,rezid,Duodenalgeschw., Hy. ektomie, Kinder bei Vater (24 u,18J) seit BS ALO
7c	42	getrennt	55	12 M	10 J	OP1	1	Pt	L5/S1		Heil-, erz,, HS	ba	Migräne, Hypotonie, Allergien, nach 22 J, jetzt gerade Trennung, schlechte soziale Einbindung, überaktiv
8c	55	gesch,	55	1 W	13 J	K1 (OP1)	3	Pl OsCh Seq	L5/S1 (L4/5/S1)		Verkäuf, HS	au	SpKS bei seel, Belastung,, Brustop 74, zur BS nach Unters, verlegt
9c Kat	41	getrennt	49	10 M	10 J	OP2	2	Pl Seq	L5/S1		arb,los Indkauf HS,ALO	au	ALO, vom Mann getrennt lebend, trägt seit 80 Stützkorsett
10c Kat	25	verh, 2 K,	53	1 M	09 J	K1	2	OsCh	L4/5	ja	Kelln, HS	au	Adipositas, KS seit 11 J,,Ileeosakr,abnutz., fragl, Fam,konfl,bei schlechter soz, Einb,, vor Entl,Symptomverschlechterung
11c	54	verh, 3 K,	36	6 M	06 M	K1	2	Osph deg	L3/4	evtl	Arbei- terin HS	au	pseudoradik., Adipositas, Schilddrhor,Gürtel- rose, Sensibilitätsst, Überschenkel,Neuralgie Ileosakrarthrose, viele Medik.,u,a, Antidepr., berufl, überlastet
12c	45	verh,	49	5 M	20 J	OP1	2	Pl	L3/4	ja	Arbeit aufgeg, RS	au	Schmerzmittelabusus,depressiv,Schilddrüberf,, Arbeitsstelle aufgeg, wegen RS,
13c Kat	54	verh,	30	3W	6 J	K1	3	Pt	L5/S1		Hausfr	abf	Mann seit 6 J gelähmt, war Herrenschn,, Kräut- er, Spritzen, Akupunktur
14c Kat	61	verh,	38	10M	x J	K1	2	Pt	L5/S1		Rent- nerin,RS	abf	bereits 3 Kuren wegen RS, zuletzt vor 2 J,
15c	42	gesch, 1 Kind	35	3M	15 J	K1	2	WR	L5/S1		Sport- lehrer, GymoA	ba	Sportlehrerin, verbittert, geschieden, Wunsch nach Psychotherapie
16c	36	verh, 4 K,	50	6W	>10 J	K1	1	Wr	L5/S1		Hfr GymoA	ba	Zwillinge 1J,, Mitarbeit beim Mann(Arzt), frühe Sport, jetzt unzufrieden mit Lebenssituation
17c Kat	31	led, 1 Kind	47	16T	3,5 J	K1	2	Pl	L5/S1		Erzieh	au	geht in Psychotherapie, arbeitslos, Umschulung alleinerziehende Mutter
18c	45	verh, 3 K,	40	6M	3 J	K1 (OP1)		Pl	L5/S1		MTA	be- rent	Sensibilitätsstörungen